パニぬけ

ザワザワする心、不安・パニックを手放す方法

まーる＝著

公認心理師
臨床心理士
伊藤絵美＝監修

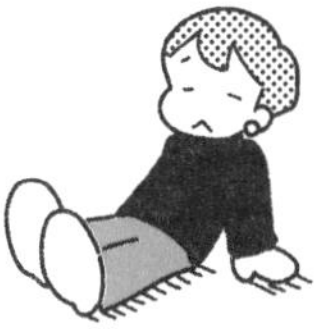

池田書店

はじめに

はじめまして、まーるです。海、島、荒野が大好きで、年に数度の旅行をもっぱらの生きがいにしています。遠い昔には、テレビ番組や雑誌などを作っていた頃もありました。今は都会の片隅で、ラジオを配信しながらOLをやっています。

何のラジオか、というとその名も『パニ抜けらじお』。パニック症、不安症の治しかたについて、ゆるっとしゃべっています。実は私自身がパニック症、不安症の経験者な

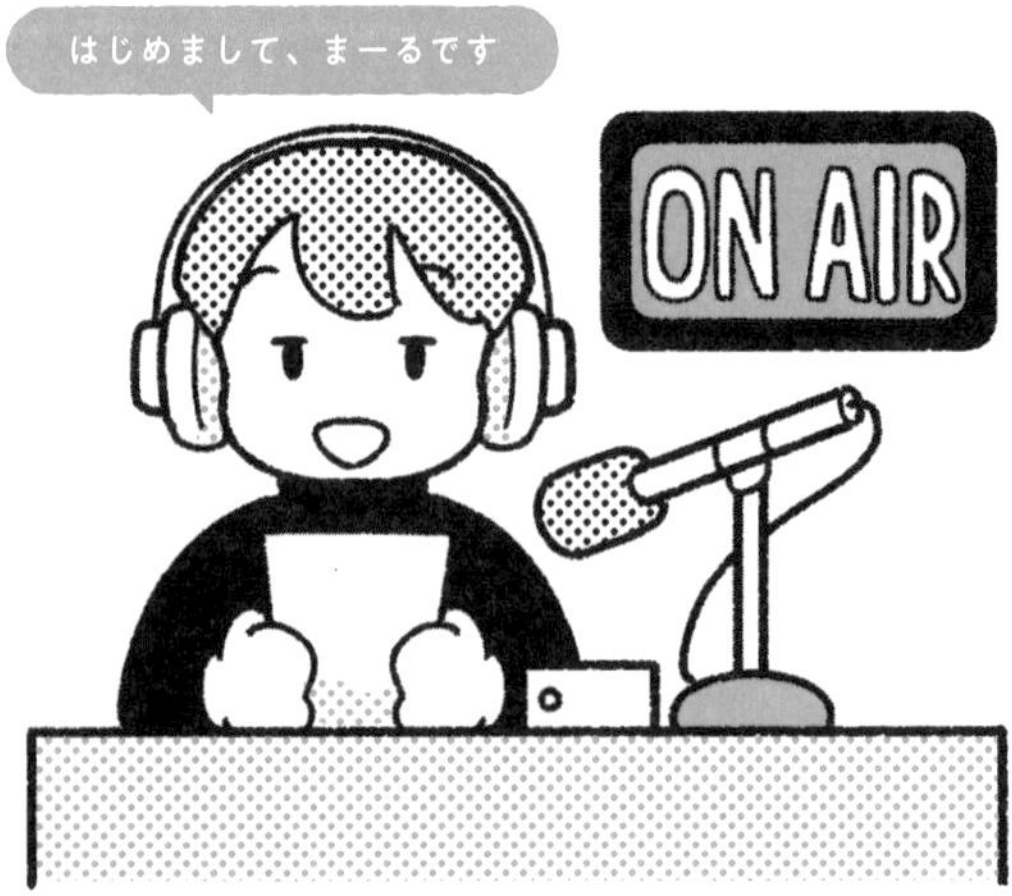
はじめまして、まーるです
ON AIR

んです。疾患が治ってから、かれこれ7年近くになるでしょうか。そのあいだに心理カウンセラーの民間資格を取得したりもしました。再発もなく、すこぶる元気にやっております。

いまから10年ほど前、三十路をすぎて人生だとかキャリアだとかにモヤモヤしていた頃、ふいに発作は起こりました。

「死ぬかもしれない――」

それほどの、凄まじい恐怖でした。

以来〝謎の発作〟に振り回されるようになって、人生うんぬんを考える余裕すらなくなりました。そんなときに出会ったのが「認知行動療法」です。

まるで一筋の光でした。この精神療法に出会わなければ、もしかするといまもパニック症に悩み、苦しんでいたかもしれません。認知行動療法のおかげで、私はパニック症から回復できたのです。

当時は治る日がくるなんて想像もつきませんでした。発作の恐怖を忘れることなどできるはずがないと感じていましたから。でも治りました。治るもんですね。自分自身でもビックリしています。

その後、いままさに疾患に苦しんでいる人へ、「パニック症は治るんだぞ」「認知行動療法というのがあるよ」と伝えたくて、ブログやラジオで体験談の発信を始めました。そのさなか、池田書店さんから「まーるさんの体験を本にしませんか？」と声をかけていただき、本書の制作が実現したというわけなのです。

ということで、本書は私の「回復までの道のりそのもの」です。

\\\\ 本書の内容はこんな感じ //

PART 0

私がパニぬけした理由

私が「パニ」ックから
「抜け」出した
回復プロセスをまとめました。

PART 1

発作の正体

パニック発作っていったい何なのか。
“謎の発作”の正体を、
私の体験を踏まえて解説しています。

PART 2

呼吸法

呼吸法は、
私の回復を支えてくれた最強のテクニック。
その効果とやり方を紹介しています。

PART 3

曝露療法《ばくろ》

パニック症になると、行けない場所が
増えますよね。曝露療法は「行けない場所」を
「行ける場所」にするための訓練です。

PART 4

認知再構成法

パニック症につきものの「不安」が生まれる
メカニズムを解説しています。
不安にも解消法がちゃんとあるんです。

PART 5

パニぬけのコツ

回復を手助けしてくれる
考えかたのコツや瞑想法などを
紹介しています。

PART 6

まーるのお悩み相談室

SNSなどでみなさんから
よくいただく疑問や不安に、
私なりにお答えしてみました。

認知行動療法は「その場しのぎ」の不安解消法ではありません。パニック症や不安症を根本から治すための治療法です。魔法のような即効性はないですし、どちらかといえば地味な課題の積み重ねです。ですから、治療のモチベーションを保ちやすいように、本書では具体的な実践例をたくさん挙げられるよう心がけました。

また、読みやすくなるようにポップなイラストもたくさん入れてもらいましたが、そのかわいらしさとは裏腹に、内容はしっかり硬派です。なんといっても監修は、認知行動療法・スキーマ療法の専門家、伊藤絵美先生。おかげで本書は、経験者の主観を専門家の客観で監修した、なかなか有用な手引書になったのではないかと思っています。

本書が、疾患に悩まれている方の回復の助けに、少しでもなれば幸いです。

まーる

CONTENTS

| CONTENTS |

| PART |

2 呼吸法

発作はコントロールできる

PART 3

曝露療法

「行けない場所」に行ってみよう

PART 4

認知再構成法 不安はどこからやってくる？

PART 5

回復を助ける！ パニぬけのコツ

PART 6

まーるのお悩み相談室

本書の使用にあたり

本書は、パニック症に罹患してから回復するまでの著者の体験談をもとに構成されています。パニック症の症状は人によって違い、認知行動療法の取り組みかたや、薬物治療の方針も人によって変わります。そのため、本書で紹介されている内容だけが確実な治療法ではありません。自己判断をせず、まずは適切な医療機関を受診しましょう。

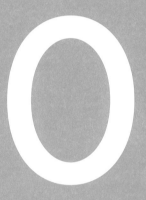

| PART |

0

私が
パニぬけした
理由

1 発作が起こる前から すでにメンタル崖っぷち

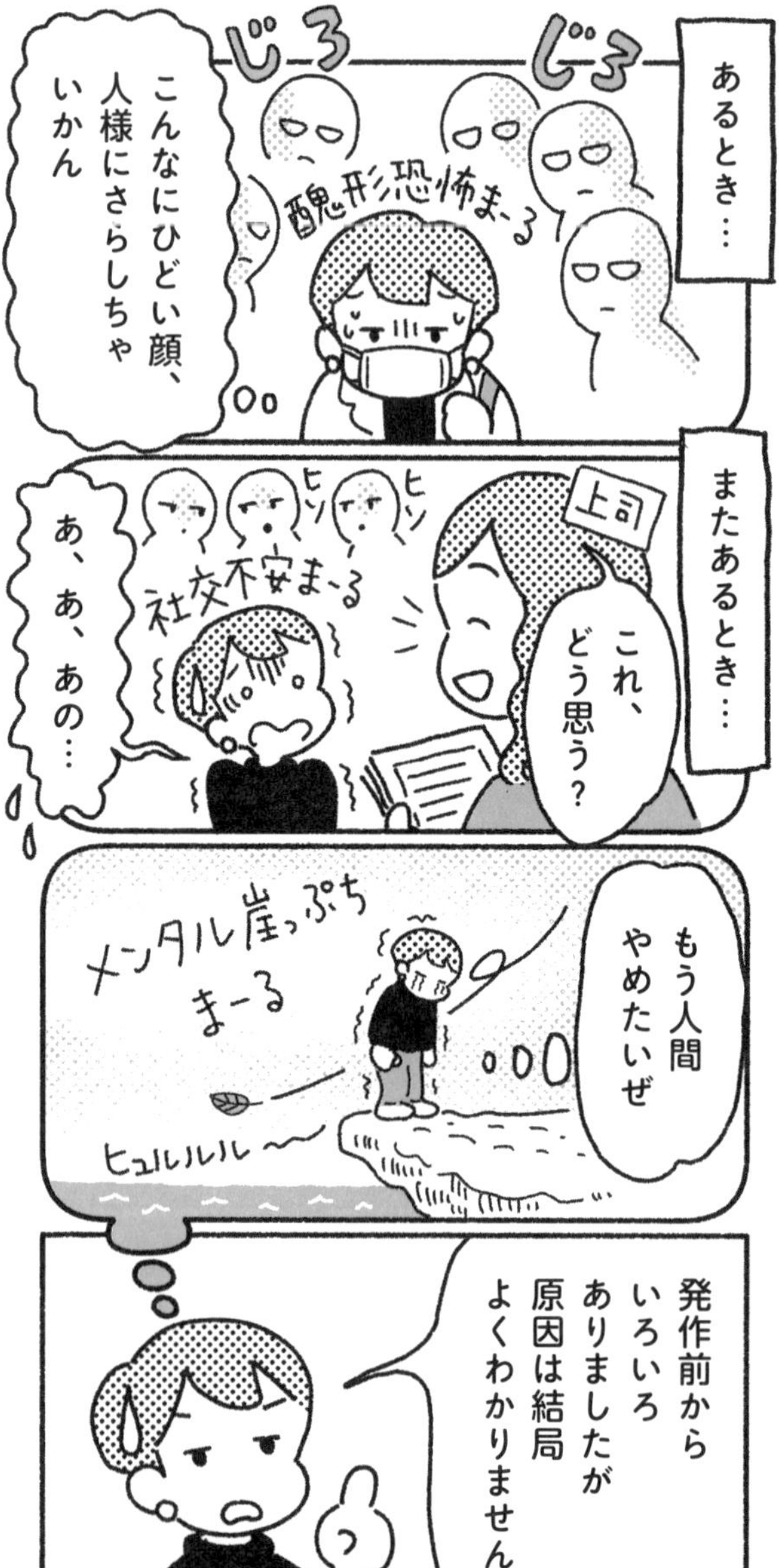
あるとき…
じろ
じろ
醜形恐怖まーる
こんなにひどい顔、人様にさらしちゃいかん
またあるとき…
ヒソ
ヒソ
上司
これ、どう思う？
社交不安まーる
あ、あ、あの…
もう人間やめたいぜ
メンタル崖っぷちまーる
ヒュルルル〜
発作前からいろいろありましたが原因は結局よくわかりません

ストレスを無意識にため込んでいた

パニック発作を起こす前から、メンタルはすでに崖っぷちでした。ほんのちょっと動いただけで足もとが崩れ、小石がポロポロと落ちていく。それくらいギリギリのところにいたと思います。

その頃、私は醜形《しゅうけい》恐怖症※1と社交不安症※2を患っていました。時期としてはパニック発作を起こす2年くらい前からでしょうか。それまでのんきに過ごしていたのに、ほんの数カ月で瞬く間にそうなったと記憶しています。

とにかくストレスがたまっているという自覚がありました。だけど、**具体的に何がストレスだったのかについては、これだとはっきり言葉にすることができません。**

いま振り返ってみると、当時の私は些細なことにも敏感でした。傷ついたり怒ったり毎日忙しかったな、と。きっと無意識にいろいろなストレスをため込んでいたのだと思います。

※1 自分の外見が醜く感じ、ゆがんで見えてしまう強迫症の1つ。
※2 必要以上に他人の視線を気にしてしまう病気。

2 ある日、電車の中で出た発作。それはダムの決壊のようだった

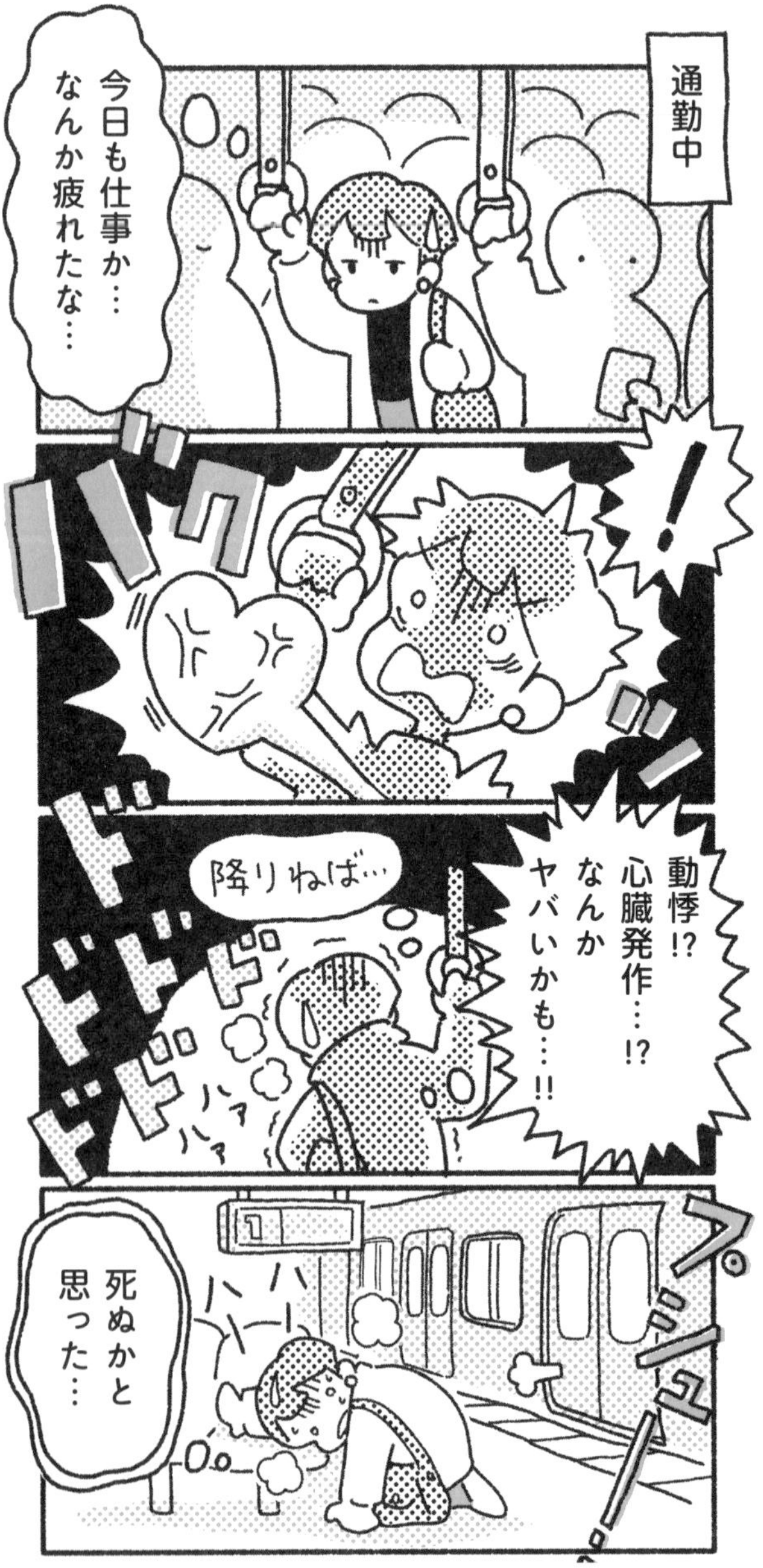
通勤中
今日も仕事か…
なんか疲れたな…
!
降りねば…
動悸!?
心臓発作…!?
なんか
ヤバいかも…!!
ハァ
ハァ
死ぬかと
思った…

死んでしまうのではないか、という恐怖に襲われる

パニック発作が初めて出たのは、仕事へ向かう電車の中でした。症状は典型的なもの。「ザ・パニック発作」という感じです。

急に動悸がしてきたかと思うと、どんどん息苦しくなってきて、一瞬にしてものすごい恐怖感に襲われました。「何これ?」と、戸惑いや焦りがぐるぐる駆けめぐって、頭の中はもう真っ白。

「このまま死んでしまうかもしれない」
「おかしくなってしまうかもしれない」
「いますぐ降りなければ……!」

その場から一刻も早く逃げ出したい衝動に駆られましたが、どうにか耐えて次の駅で電車を降りました。ああ、ストレスのダムが決壊したんだな。そう思いました。それ以前から電車でお腹を下しがちになり、途中下車をするようになっていましたから。

3 「また発作が出たらどうしよう」という不安に襲われる日々

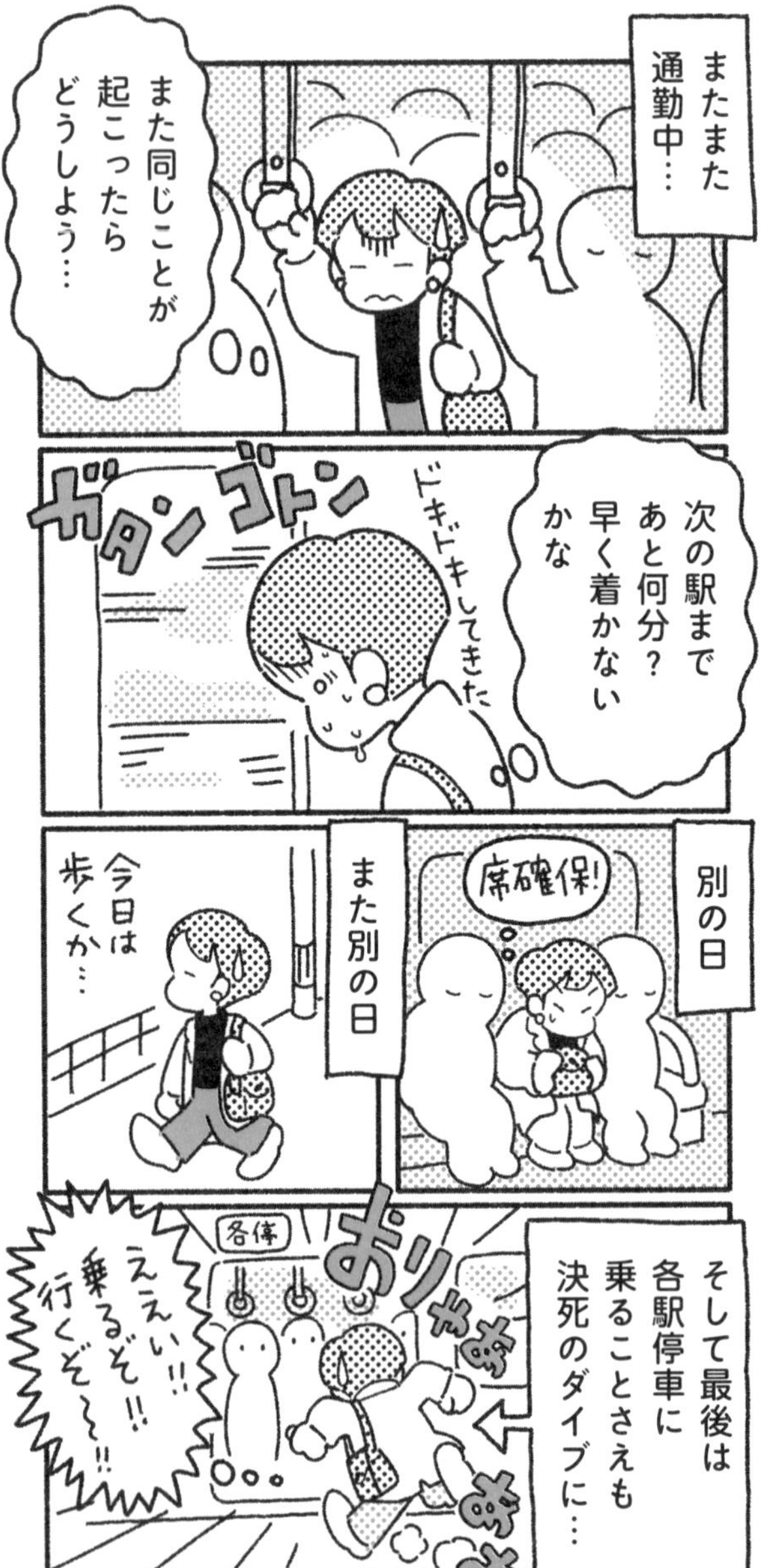

またまた通勤中…
また同じことが起こったらどうしよう…
次の駅まであと何分？早く着かないかな
ガタンゴトン
ドキドキしてきた
別の日
席確保!
また別の日
今日は歩くか…
そして最後は各駅停車に乗ることさえも決死のダイブに…
各停
おりゃあああ
ええい!! 乗るぞ!! 行くぞ〜!!

電車を避けているうちに、恐怖心がますます高まる

パニック発作を一度経験して以来、電車に乗るたびに発作の記憶が頭をかすめるようになりました。**「またあの症状が出てしまったらどうしよう……」と思うと、いてもたってもいられなくなって、その場から逃げ出したくなるのです**。実際に発作を起こすこともありました。そんなときは、次の駅がどこまでも遠くに感じて、本当に苦しかった。そのうち、急行のような停車駅の少ない電車や満員電車には乗れなくなってしまいました。

でも、出勤のためには電車に乗らないわけにもいきません。そこで、うんと早起きして各駅停車に乗ったり、いったん始発駅まで行って座席を確保したり、数駅手前で降りて職場まで歩いたりなど、あの手この手で当座をしのぎました。

ところが、そんなことをしているうちに電車への恐怖心はますます高まり、やがて各駅停車に乗るのですら、ほとんど決死の覚悟に近い状態になってしまいました。

大好きな海外旅行でも発作が

電車が苦手になるにつれ、バスなどの他の公共交通機関でもドキドキするようになりました。それならばと車に乗っても、高速道路や信号待ちで不安感が高まって、発作が出そうになったりして。エレベーターやお風呂なども苦手でしたね。とにかく、すぐにその場を離れられないシチュエーションが怖くなってしまったのです。

「人に迷惑をかけたらどうしよう。ここで倒れたらみっともない」

「パニックを起こしたら、どうにかなってしまうかもしれない――」

いろいろな「どうしよう」や「かもしれない」が頭の中を渦巻いて、何かにつけて足がすくむという感じ。でもその頃は、ギリギリなんとかやり過ごせていました。それに、専門的な治療が必要だとまでは思っていませんでした。

そんなとき、何カ月も前から予約していた海外旅行の日取りがやってきました。ずっと楽しみにしていた旅行だったので、よもやキャンセルなど思い浮かぶはずもなく。

すぐに離れられない場所がダメに

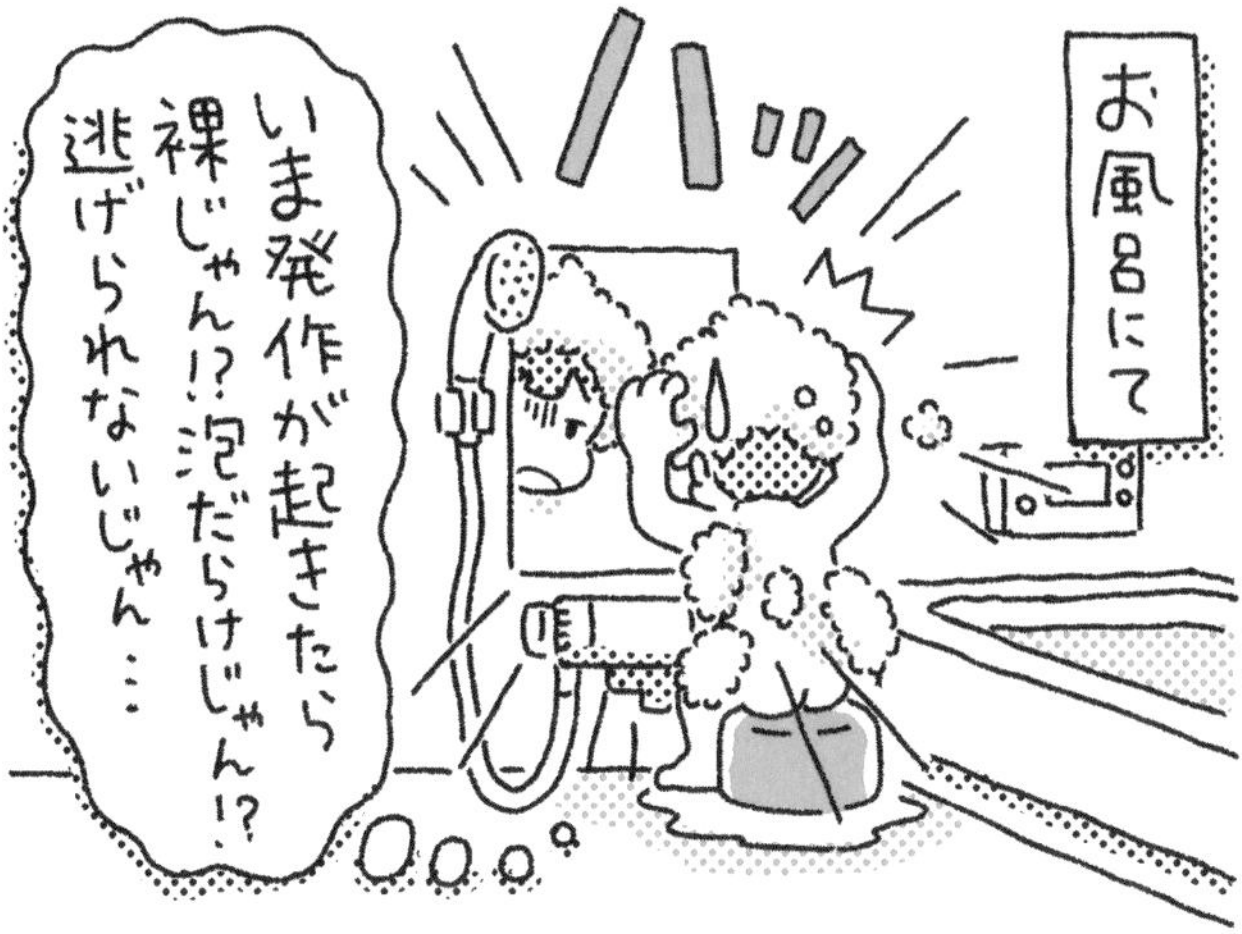
お風呂にて
ハッ
いま発作が起きたら
裸じゃん!? 泡だらけじゃん!?
逃げられないじゃん…

むしろ、「海外でめいっぱい羽を伸ばせば何もかも解決する」くらいに考えていました。本当に旅行が大好きで、ほとんど生きがいでしたから（いまも好きです）。これはきっと仕事のストレスのせいだ、旅行をすればすっかりよくなるに違いない、と。

でも、残念ながらそうはなりませんでした。飛行機に始まり、ホテルやお店など行く先々で発作が出てしまったのです。生きがいであるはずの旅行でこんなことになるなんて。心底ショックでした。

4 回復のキーは「認知行動療法」。気づけば落ち着いていた発作

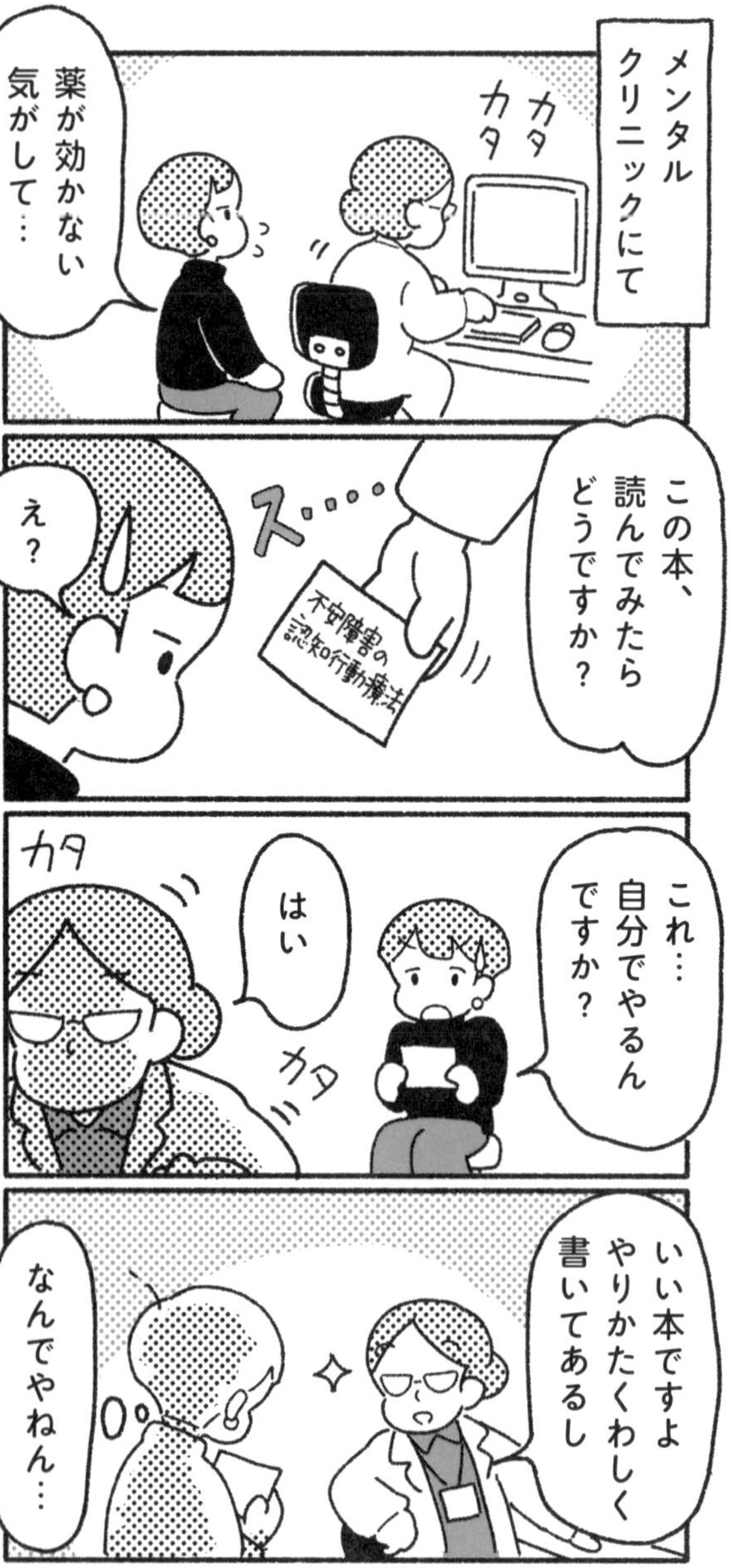
メンタルクリニックにて
カタカタ
薬が効かない気がして…
この本、読んでみたらどうですか？
ス…
不安障害の認知行動療法
え？
カタ
これ…自分でやるんですか？
はい
カタ
いい本ですよやりかたくわしく書いてあるし
なんでやねん…

セカンドオピニオンで「認知行動療法」と出会う

旅行から帰国後、症状は一気に悪化しました。乗り物だろうが、お風呂だろうが、場所などおかまいなしに発作が出るように。ついには「生きるのがしんどい」と涙があふれてくるようになり、いよいよ近所のメンタルクリニックを訪れました。

医師の診断は「パニック症」。「発作が出たときに飲めばいいよ」と、抗不安薬（アルプラゾラム）を処方されました。ところが、私としてはどうも効果を感じられなかったのです。言われた通りに飲んでも、結局いつも通りの発作に終わった気がして。

もともと薬はあまり飲みたくないと思っていたこともあり、別の病院に行ってみました。そこで医師から**『不安障害の認知行動療法（1）』（星和書店）**という本を紹介してもらいました。ところが、実際にその病院で治療を実施してくれるわけではない様子。つまり独学でやりなさいということです。「なんでやねん」と心の中で突っ込みましたが、その時点ではその治療法が唯一の希望。ひとまず、本を取り寄せました。

● 「認知行動療法」をコツコツ続けて寛解へ

『不安障害の認知行動療法（1）』には、パニック症の基礎知識から治療法までがギュッとまとめられていました。自分の感じている症状が的確に記載されていて、かつ治しかたまで解説されているなんて。希望で胸がいっぱいになったのを覚えています。その日からは、ひたすら「認知行動療法」の日々です。

認知行動療法には、呼吸法、漸進的筋弛緩法《ぜんしんてききんしかんほう》、曝露療法《ばくろりょうほう》、認知再構成法《にんちさいこうせいほう》などさまざまなプロセスがあります。なかでも、呼吸法（↓P56）については早い段階で効果を感じられました。呼吸法をやると、数分のうちに落ち着けることを実感できたのです。そして、その他の要素にも焦らず取り組めるようになりました。「呼吸法いいぞ」と思いましたね。成果が実感できるとうれしいですよね。自信になります。自信がつくと治療にも前向きになって、そんな相乗効果も間違いなくあったと思います。

本に書かれていることは8割くらい忠実にやったでしょうか。あとの2割はわりとテ

仕事も旅行もすべてはリハビリ

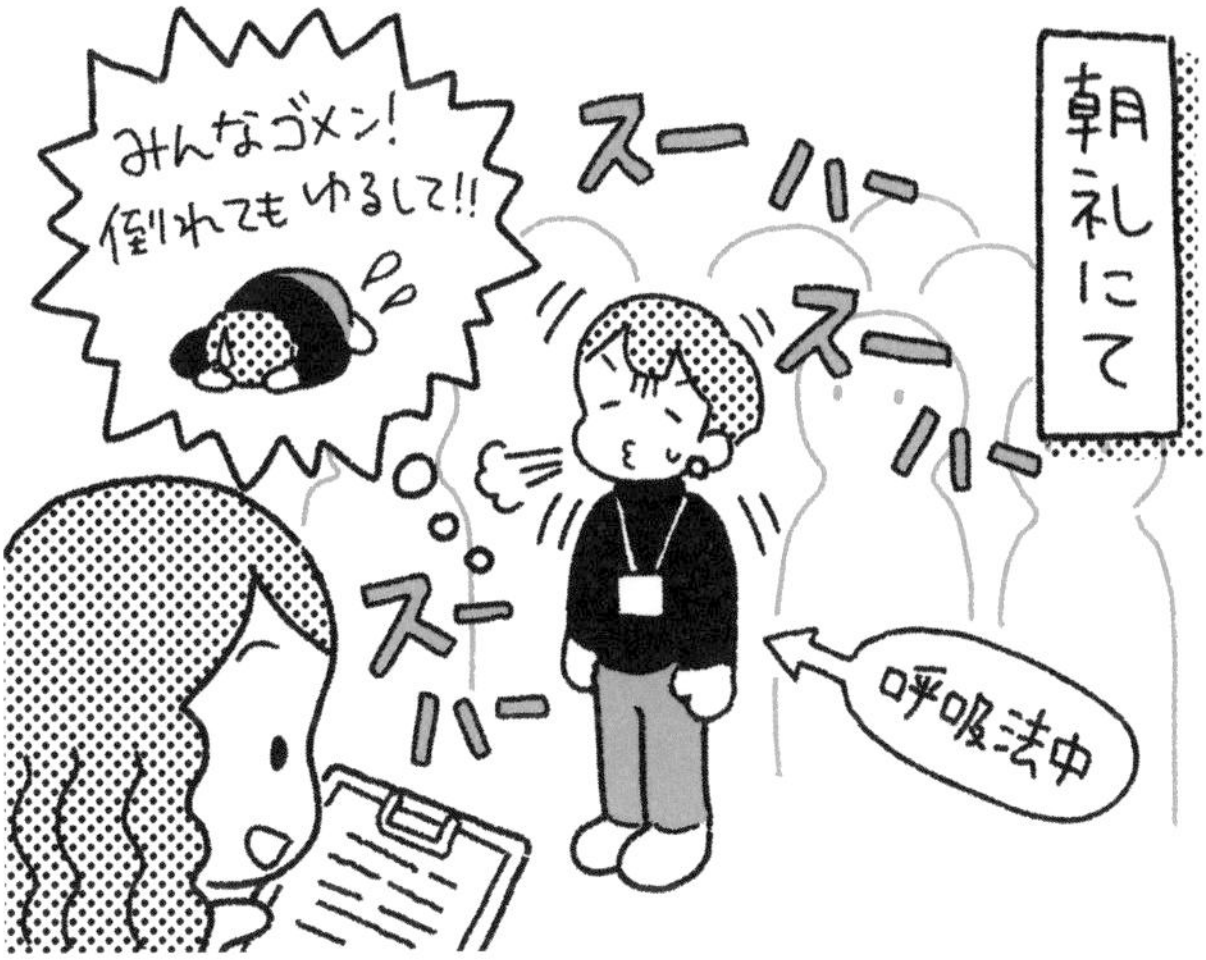

キトーです。それでもコツコツ続けるうちに、なんとか仕事や旅行もできるようになっていきました。でも、私にとってはすべてがリハビリ。いろんなことを心おきなく楽しめるようになったのは、認知行動療法を始めてからもうすぐ2年という頃。気づけば、まったく症状を感じなくなっていました。

結局のところ、薬を飲んだのは最初の一度きり。本に書いてある通りに「認知行動療法」を実践したら、私のパニック症はすっかり寛解したのです。

COLUMN 1

長引いた予期不安。でもいまなら思える、「不安を感じたっていいんだ」

「認知行動療法」に出会い、呼吸法でわりとすぐに発作をコントロールできるようにはなりましたが、「また発作が起きるかも、起きたらヤバい」という不安はなかなかなくなりませんでした。いわゆる「予期不安」といわれる症状ですね。完全になくなるまでには2年近くかかったと思います。

最初に「不安こそが発作のトリガーだ」と思い込んでしまったせいで、いつの間にか発作だけじゃなく不安という感情そのものも怖くなっていたんですよね。例えば「今日は頭が痛いなあ、仕事に行けるかなあ」なんていう誰でも感じるようなことでさえ、「ヤバい！　この感情が発作につながるかも！」と焦ってドキドキしてきたり。

認知行動療法には「発作は怖くないよ、感情は発作のトリガーじゃないよ」ということを、じっくり時間をかけて教えてもらったと思います。思えば、不安は誰にでもある自然な感情ですもんね。それ自体、何も悪いものじゃないはずですから。

いまは、不安を感じても焦ることはありません。もちろん発作にもなりません。不安は不安。ただの感情。そう思うだけです。

| PART |

1

発作の正体

それは自分を守るための自然な反応

1 パニック症は自分の力でちゃんと治せる

「認知行動療法」は思っているよりシンプル

クリニックで紹介されたのは、自分で「認知行動療法」を実践するためのマニュアル本でした。

正直言ってかなりビックリしたんです。そもそも心理的な治療というのは、心理カウンセラーさんのもとで実施されるものだというイメージがあったので。

でも実際にやってみた感想は「案外やれるぞ、シンプルだぞ」というもの。私みたいな素人がマニュアル片手に独学でやっても、ちゃんと効果が出るのです。それくらいうまくシステム化された治療法なのだということを、強く実感しました。

認知行動療法は4つの要素がある

[認知行動療法とは]

- 精神療法の一種。不安症やうつ病の治療に有効とされる
- 薬物療法と同等あるいはそれ以上の効果が認められており、併用することでさらに回復率が高まるという報告もある
- 薬物療法と比較して、回復後の再発率が低い

[認知行動療法の4つの要素]

1. 疾患を知る
2. 呼吸法&リラクセーション法（漸進的筋弛緩法、自律訓練法）
3. 曝露療法
4. 認知再構成法

上図にて概要をまとめましたが、パッと見た感じ、見慣れない用語ばかりで難しそうですよね。自主的な訓練や、コツコツと段階を踏んでいく要素があるため、それなりに根気が必要だったりもします。

でも大丈夫。やることは思っているよりシンプルです。私自身も「案ずるより産むが易し」と胸をなで下ろすことが、何度も何度もありました。

本章は「①疾患を知る」にあたります。まずはパニック症の正体を知ることから始めましょう。

2 パニック症とは何かを知ろう

知るだけで回復への道が見えてくる

パニック症を患ったばかりの頃の私は、まるで薄暗い森の中にいるような気持ちでした。抜け出したい、でもどっちに進めば抜けられるのかわからない、というまさに暗中模索の状態。その中で、『不安障害の認知行動療法（1）』は一筋の光のようでした。「え、そうだったんだ」という驚きと、「間違ったイメージに惑わされていた」という発見があり、ちょっとしたアハ体験でもありました。何より大きかったのは、「森から抜け出す道がある」とわかったこと。**「敵を知り己を知れば百戦危うからず」ですね。正しく知ることは勇気をもらえることでもあると**。これもまた発見でした。

パニック症を発症するまでの流れ

① ストレス(心理的・身体的)が増大する

多くの場合ストレスが増大したときにパニック発作を起こすといわれている。ストレスには心理的なもの(人間関係やプレッシャーなど)と、身体的なもの(過労、睡眠不足、低血糖など)が含まれる。

② 突然パニック発作が起こる

ふいに動悸が高まり、呼吸が苦しくなったり、「死ぬのではないか」という極度の恐怖に襲われる。症状は多岐にわたる。

③ 「また発作を起こすかも」という不安がまとわりつく

同じようなシチュエーションで「また発作が起きるかもしれない」という不安感(**予期不安**:P34)がまとわりつくようになる。

④ 不安な状況を避けるうちに症状が悪化する

予期不安の出る場所や状況を避けるうちに、苦手なシチュエーションが増える。「すぐに逃げられない、助けてもらえない」と感じる場面で予期不安や発作が出るように(全般化・**広場恐怖**:P34)。

⑤ 生活に支障をきたすようになる

苦手なシチュエーションの広がりから通勤ができなくなったり、旅行を楽しめなくなったりするなど、日常生活を送ることが困難に。

+α

うつ症状が出ることもある

日常生活が送れなくなったり、疾患のつらさを周囲に理解してもらえなかったりすることで、二次的にうつ症状が出ることもある。

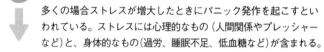

発作への恐怖から、状況への恐怖へ

パニック発作を一度経験すると、その後、同じ場所や状況で「またあの症状が出るかもしれない」という考えが頭をかすめ、どんどん不安になっていきます。これが**「予期不安」**といわれるもの。

予期不安が出ると、ついその場所や状況を避けるという選択をしがちなのですが、実は、**避ければ避けるほど症状は複雑になってしまいます**。

最初は「また発作が出たらどうしよう…」という発作に対する不安だったはずなのに、それをシチュエーションと結びつけることによって**「その場所や状況そのものが危険だ」というふうに苦手が発展してしまうわけです**。これが**「広場恐怖」**といわれる症状。

私も、まさにこの流れで広場恐怖に至りました。

広場恐怖になると、不安や恐怖の対象がひどく抽象的になります。例えば「すぐに逃げられないと感じる場所」や「発作が起こると恥ずかしい思いをしそうな状況」、「発作が起きても誰にも助けてもらえそうにない場所」という感じ。こうなると、公共の乗り物や人混み、一人での留守番、レジに並ぶ場面など、いろんなことが当てはまってきますよね。

広場恐怖については、多くの人に同様の傾向が見られる一方、細かい部分で個性が出たりもするようです。一人きりが苦手という人も少なくないですが、私の場合は「発作を誰にも見られたくない」と感じていたので、逆に一人で過ごすほうがホッとできました。

MATOME

● 一次的な恐怖…パニック発作そのものに対する恐怖
● 二次的な恐怖…場所や状況に対する恐怖

パニック症は不安症の1つ

苦手なシチュエーションが広がるにつれ、日常の些細なことで不安を感じることが増えていきました。ちょっとした体調の変化、怒りや悲しみの感情、テレビの音、その日の天気。ほんの小さなことですら発作につながってしまいそうで、何かにつけて躊躇したり足がすくんだりするのです。

パニック症は不安症の一種だとされますが、たしかに発作そのものよりも、**大小の不安の積み重なりが行動範囲を狭めていく要因だったような気がしています。**

パニック症にとって、「不安」は決して切り離せない要素の1つです。発作は起きるけれど不安は一切感じないというのであれば、それはパニック症とも不安症ともいえないだろうと思います（そういう人は少ないと思いますが）。

ですから、**日常でわき起こる不安もまた、パニック症の一部なのだということを覚えておきましょう。そして、ぜんぶひっくるめて有効なのが認知行動療法なのです。**

悪いところのない人はいない

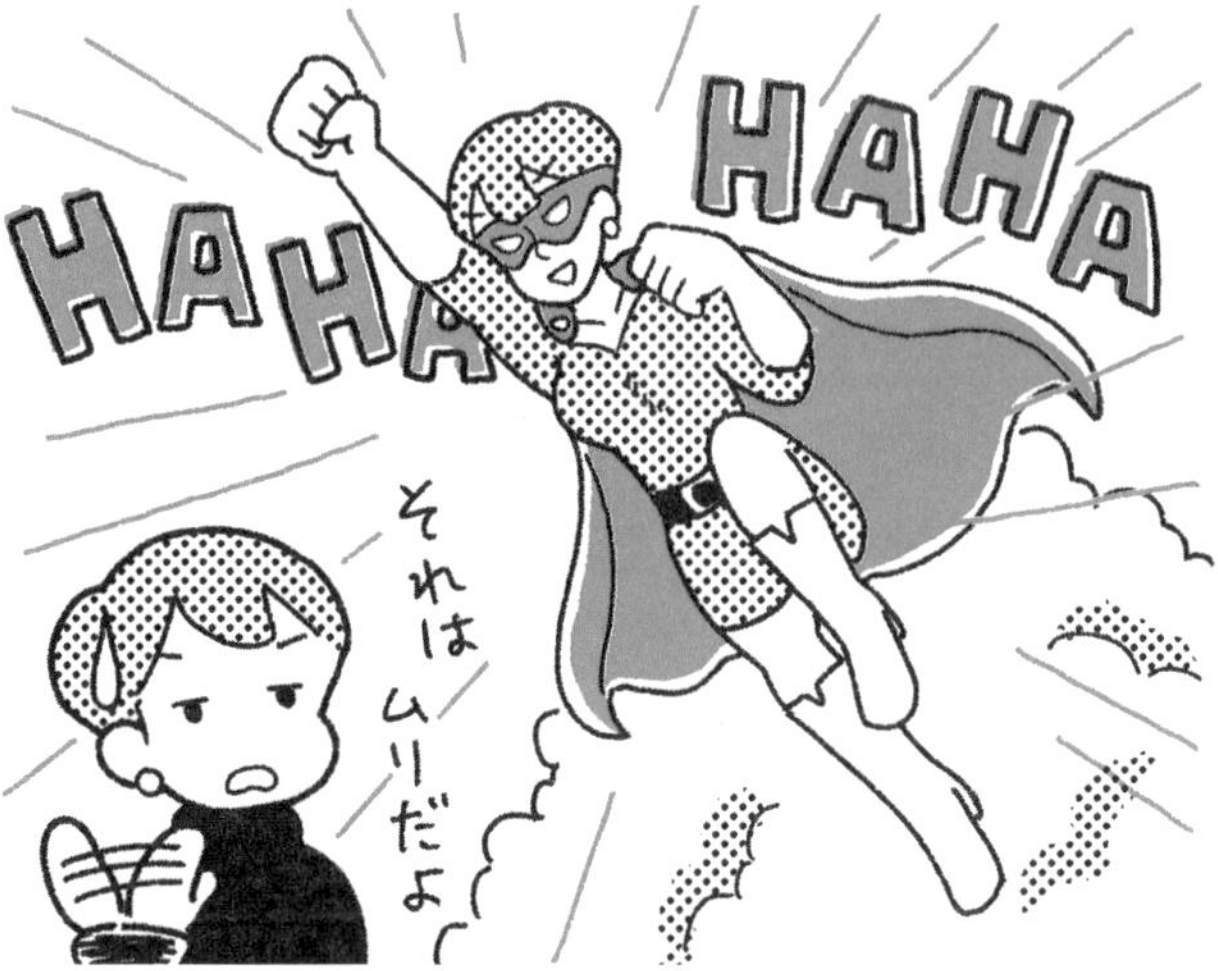

冒頭で述べたような体調不良や感情の揺れは、実際には発作の原因ではありません。もしも本当にそれらが発作の原因なら、最終的には何1つ悪いところのないスーパーマンにならなければ治らないことになります。それはちょっとムリですよね。

次ページ以降、発作の本当の原因を解説していきますが、少なくとも体調不良や不安の感情をなくすことはパニック症を治す方法ではないのです。不安から抜け出すためには、まず正しい知識を得ることが大事です。

3 パニック発作のおもな原因はストレス

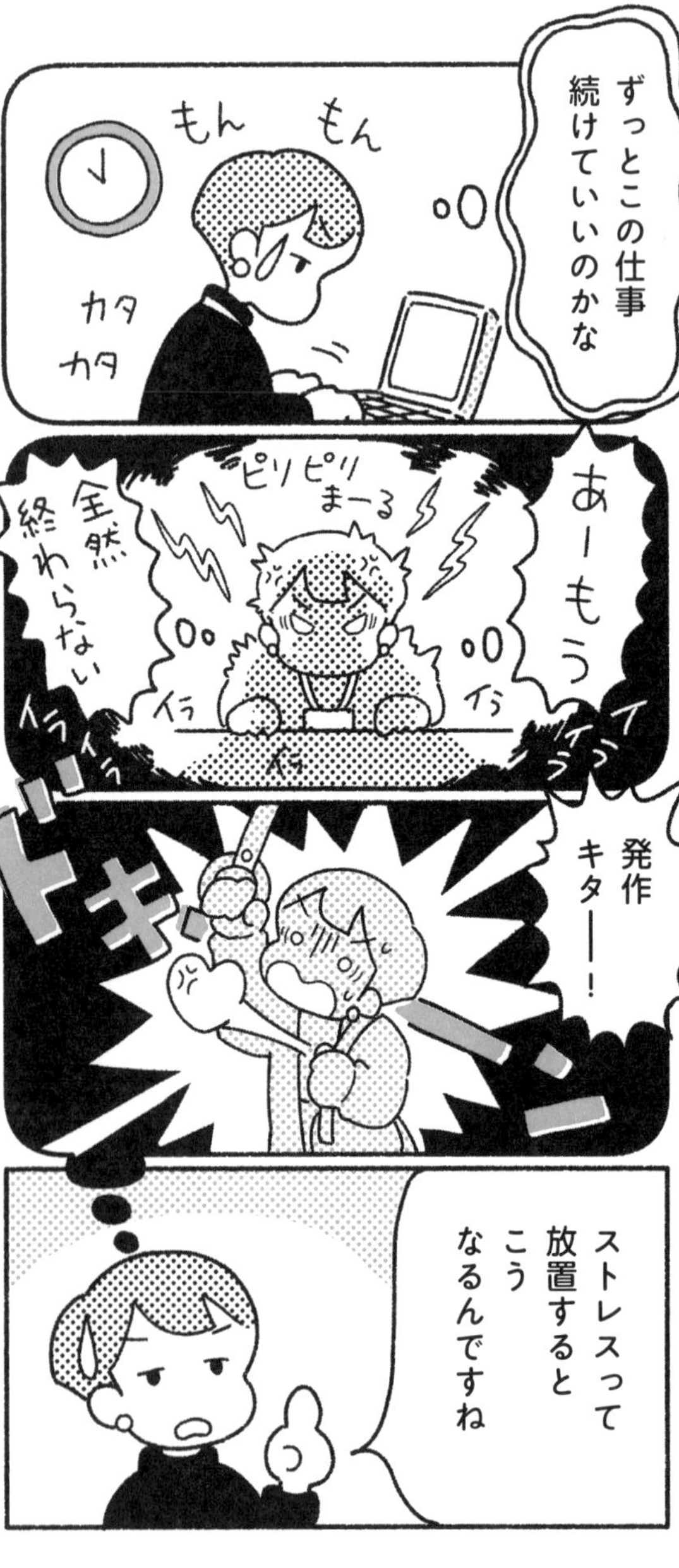
ずっとこの仕事続けていいのかな
もん もん
カタ カタ
あーもう
ピリピリ まーる
全然終わらない
イライラ
イライラ
発作キター―!
ドキーン
ストレスって放置するとこうなるんですね

パニック発作はストレス警報

そもそも、パニック発作のおもな原因はストレスだといわれています。

▼心理的ストレス……家族との争い、家族や大切な人の死や病気、職場での人間関係。仕事でのプレッシャー。経済問題など

▼身体的ストレス……病気、過労、暴飲暴食、睡眠不足、無理なダイエットなどによる低血糖など

私の場合、明確に「これだ」と言えるものは思い浮かびません。ただ、人間関係やキャリアのことで、少しずつ歯車が噛み合わなくなっている感覚はありました。発症前後はとくに、毎日ピリピリ、イライラしていました。

ストレスが日常化すると、それを意識することもできなくなるのかもしれません。月並みですが、発作を起こして、ようやくストレスと向き合う大切さに気づかされました。

4 動悸・冷や汗・腹痛・震え……
発作は姿カタチを変えてやってくる

発作の症状はさまざま

パニック発作の症状は身体症状から心理的なものまで、実に多岐にわたります。

私の場合、出てくるパターンはたいてい決まっていました。予期不安の高まりとともに動悸、息苦しさを感じ始め、「何とかしなきゃ」と焦るうちに、あっという間に恐怖で頭がいっぱいになってしまう……、という流れ。

発作の後には決まって「もう二度とゴメンだ！」という強い不快感が残りましたが、これはきっと、強烈な焦りや恐怖を感じるせいでしょうね。あの「死んでしまうかも」「おかしくなってしまいそう」という感覚は、筆舌《ひつぜつ》に尽くしがたいものがあります。

パニック発作のおもな症状

通常いくつか並行または連続して起こるが、
これらすべてがそろうわけではない。

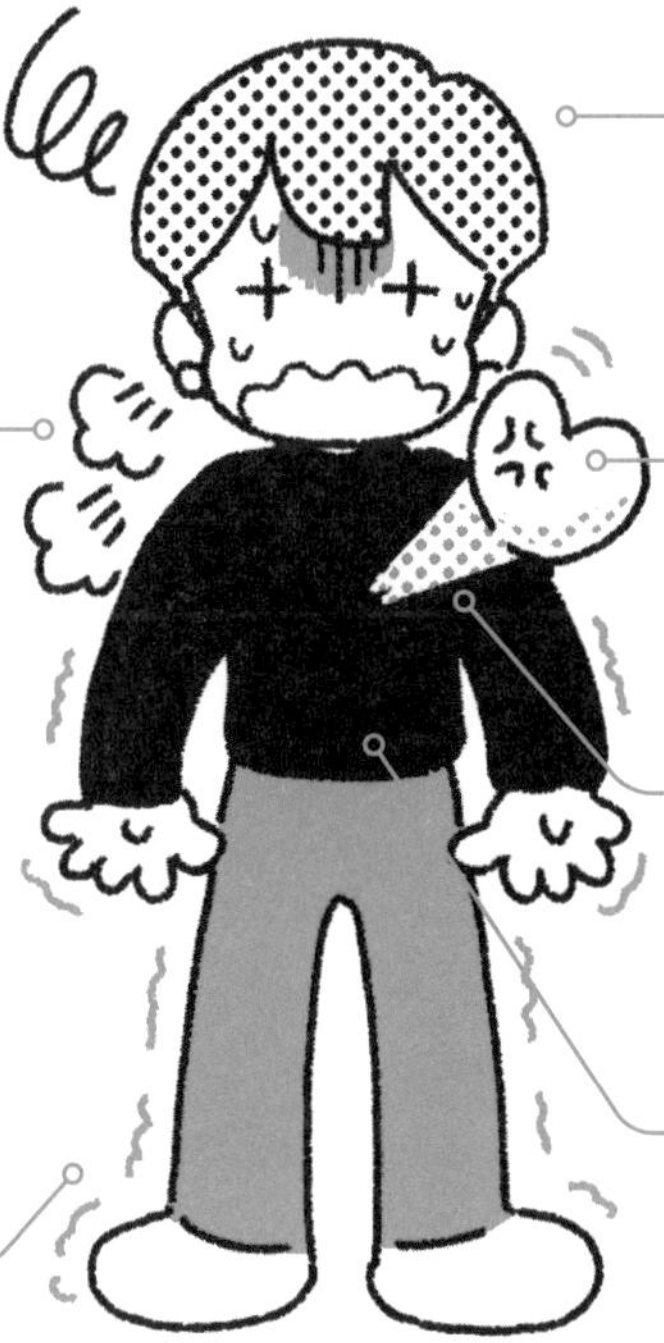

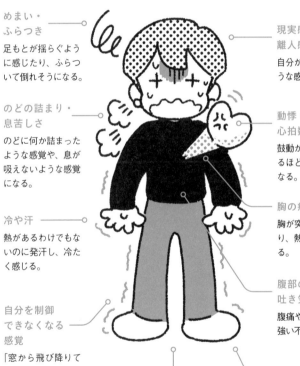

めまい・ふらつき
足もとが揺らぐように感じたり、ふらついて倒れそうになる。

のどの詰まり・息苦しさ
のどに何か詰まったような感覚や、息が吸えないような感覚になる。

冷や汗
熱があるわけでもないのに発汗し、冷たく感じる。

自分を制御できなくなる感覚
「窓から飛び降りてしまいそう」など、急な行動に出てしまうのではないかという恐怖を覚える。

現実感の喪失・離人感
自分が自分でないような感覚になる。

動悸・心拍数の増加
鼓動が自分でもわかるほどに速く大きくなる。

胸の痛み
胸が突然痛くなったり、熱く感じたりする。

腹部の不快感・吐き気
腹痛や吐き気がして強い不快感を覚える。

震え・こわばり
手足または全身がガタガタと震えたり、動かしにくくなる。

「死ぬかも」という恐怖・焦り
「このまま死んでしまうかも」という強い焦りや恐怖を覚える。

5 パニック発作のメカニズムは意外とシンプル

息苦しさも恐怖も、実は過呼吸がきっかけ

発作の症状は人によって違い、多種多様なので、それぞれが何の脈略もなく発生するかのように感じられます。でも実際には、そのほとんどが過呼吸から引き起こされているそうです。

ピンとこないですよね。私の中では「過呼吸って、ゼェゼェと呼吸が速くなること？」ぐらいのイメージでしたから、それがまさか他の身体症状や恐怖などの感情にリンクしているなんて思ってもみませんでした。

メカニズムはシンプルです。

発作のメカニズム

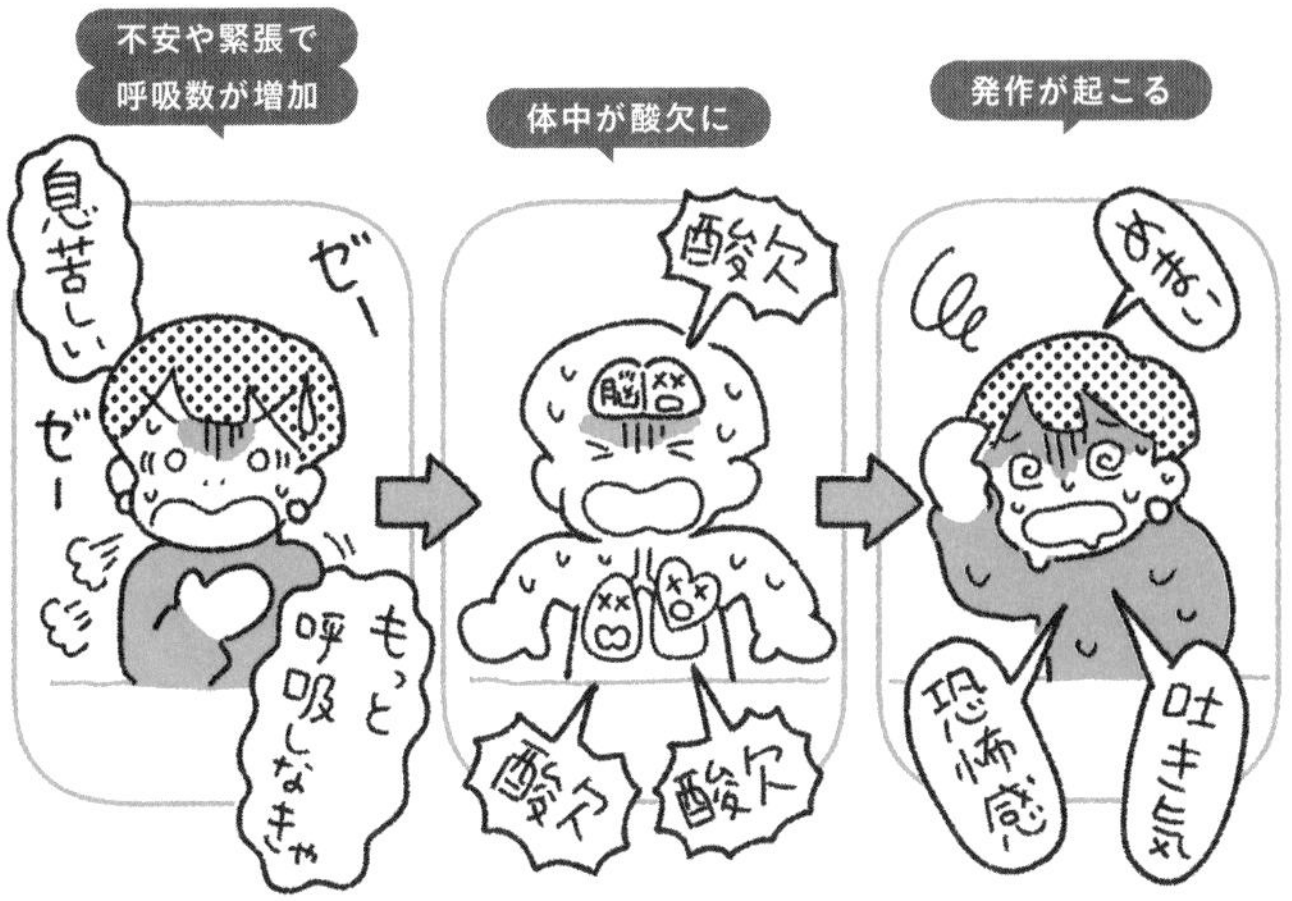

不安や緊張が高まると、呼吸が無意識に速くなって過呼吸に陥ります。過呼吸によって血液中の二酸化炭素が減少し、**体のあちこちで酸欠が引き起こされます**。

酸欠になると体各部の機能が正常にはたらかなくなっていきます。その結果、**めまいや吐き気、恐怖感などさまざまな症状が現れます**。もちろん思考もうまくまとまりません。

そうして「死んでしまうかも！」などという、論理性を欠いた思考につながるわけです。

6 パニック発作で人は死なない。むしろ大切な防衛反応

人には「闘争・逃走反応」という機能がある

ではなぜ、不安や緊張が高まると過呼吸になってしまうのでしょうか。それには、**「闘争・逃走反応」と呼ばれる、防衛機能が影響しています。危機に直面したときに、その脅威から「逃げる」または「戦う」ための態勢を整える反応です。**

実は、過呼吸もこの機能の1つ。呼吸と心拍を増やして、脳や筋肉への血流を優先させ、すばやく逃げたり戦ったりする準備をしているのです。

一方、胃腸の機能はいったん抑えられます。何かあったときにできるだけ出血しな

体が命を守ろうとしているだけ

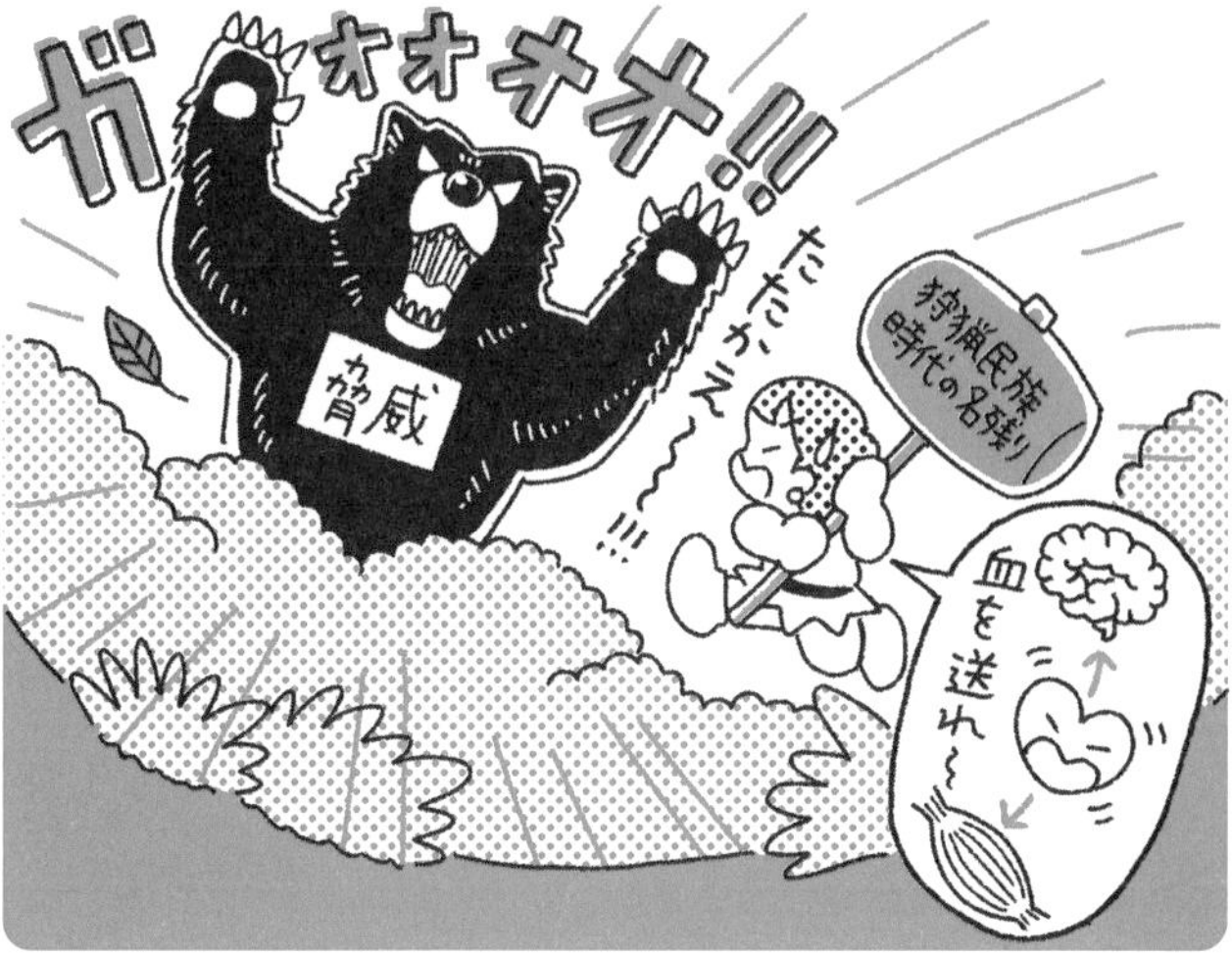

いよう、皮膚の血管を収縮させたりもします。不安や緊張を感じたとき、お腹を下したり顔面蒼白になったりする理由もまさにこれ、「闘争・逃走反応」というわけです。

パニック発作のときの過呼吸も、基本はやはり同じものです。

発作になると「このまま死んでしまうのではないか」とすら感じますが、**むしろ命を守ろうとする反応なわけですから実際に死ぬはずはないのです。**これは、本当に目からウロコでした。

7

パニック発作のピークは30分。永遠に続くものではない

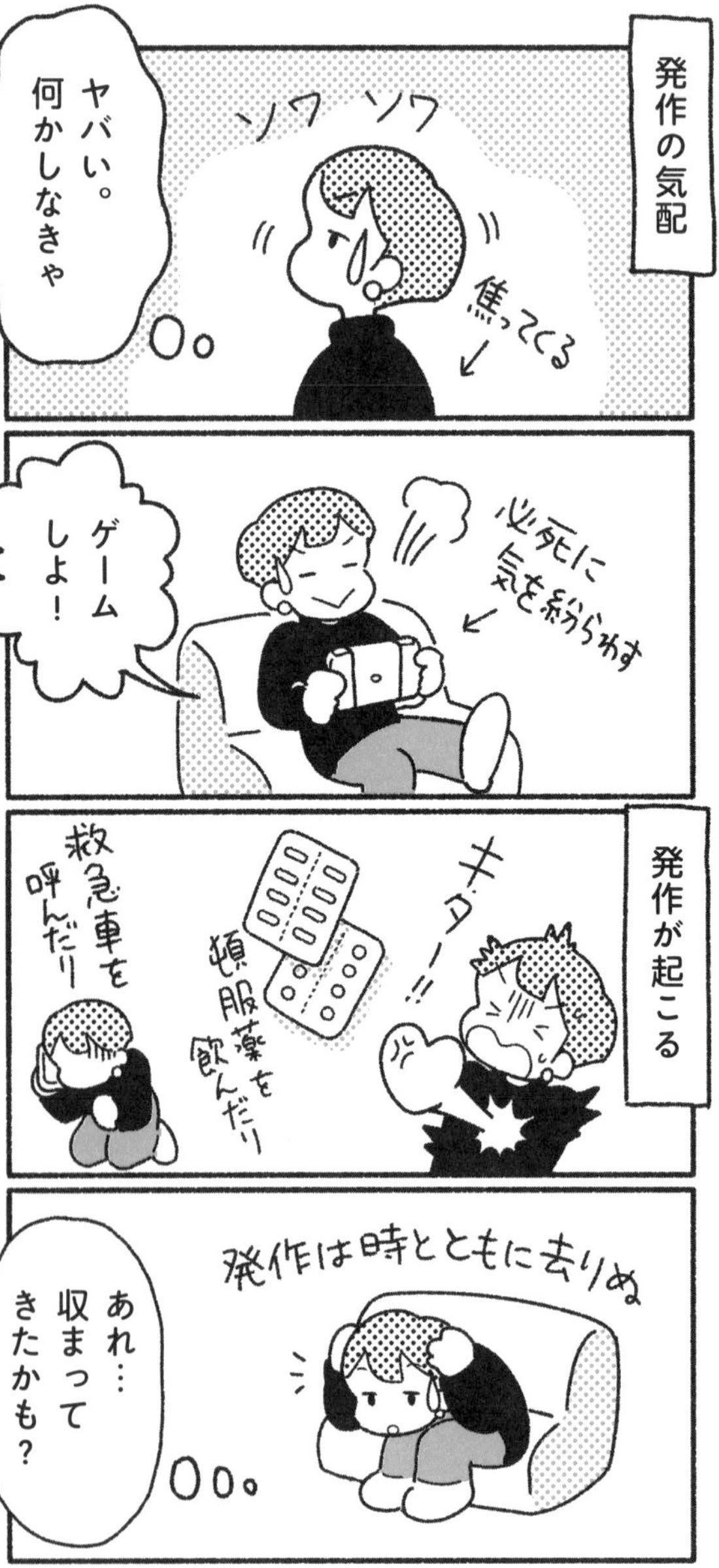

発作の気配
ソワ ソワ
焦ってくる
ヤバい。何かしなきゃ
必死に気を紛らわす
ゲームしよ！
発作が起こる
キターー!!
頓服薬を飲んだり
救急車を呼んだり
発作は時とともに去りぬ
あれ…収まってきたかも？

発作は時間とともに去りぬ

本来、防衛反応であるはずの過呼吸も、加速しすぎると酸欠になって発作につながってしまいます。

ひとたび発作が始まると、焦燥感に駆られて何かせずにはいられなくなりますよね。必死で気をそらせようとしたり、慌ててその場を離れたり。また、頓服薬を飲んだり、救急車を呼んだりということもあるでしょう。

でも実際には、**たとえ何もしなくても発作は時間とともに収まります。始まってから10分くらいでピークを迎え、その後、30分から1時間ほどかけてゆるやかに鎮まっていくケースがほとんどだそうです**。私の場合もこんな感じでした。

なぜ自然に収束するのか。ここでもまた、人間の防衛機能がはたらいているのだといえます。「ちょっとやりすぎだぞ」と察知して、徐々に通常運転に戻していくイメージでしょうか。人間の体って、どうしたって生存本能に満ちているのです。すごい。

発作は呼吸コントロールで鎮められる

過呼吸は防衛反応として無意識に発生するものです。とはいえ、呼吸自体は自分である程度コントロールできるものでもあります。

私たちは、息を止めようと思えばいつでもそうすることができますし、たっぷり時間をかけて空気を吸ったり吐いたりすることもできます。

ということは、**いつの間にか過呼吸になっていたとしても、それに気づきさえすれば自分で対処ができるということです**。

呼吸の数を抑えて過呼吸を解消させることで、酸欠によって発生していた症状も収まっていきます。つまり、呼吸をうまく調整すれば、パニック発作は意識的に抑えられるということなんですよね。

「どうすれば治るんだろう」という迷いの森に、サッと光が差した気がしませんか。では早速、次の章でその呼吸コントロール法を学んでいきましょう。

発作が起こるしくみ＆まとめ

1 不安の高まりから呼吸が速くなる

ストレスが高まると、無意識に呼吸が速くなって血液中の二酸化炭素が減少する。

過呼吸の発生

2 酸素が全身に行きわたらない

血中の二酸化炭素が足りないため、酸素を全身にうまく届けることができなくなる。

酸 欠

3 脳の酸素不足でさまざまな症状が出る

息苦しさ・ふらつき・めまい・心拍数の増加・手足がこわばる・ピリピリする・自分の体や周りのものが非現実的に感じる

4 過呼吸が続くと症状が広がっていく

吐き気をもよおす・もっと呼吸をしなければと感じる・胸の締めつけ感、痛みが出る・恐怖感が増大する

MATOME

すべては過呼吸由来！
呼吸コントロールで発作は抑えられる！

COLUMN 2

まーるの図書だより

お薬に代わる治療法を探していた頃、メンタルクリニックの先生に教わったのが『不安障害の認知行動療法（1）患者さん向けマニュアル』という本でした。

パニック症とはどういうものなのか、なぜ起こるのか、どうすれば改善するのかなどが無駄なく記載されていて、なおかつ患者さんが一人でも自習できるようていねいに構成されています。おかげで私も、独学で認知行動療法を実践することができました。

治療がうまくいかないときのポイントなどもたくさん挙げられているので、つまずいたときに読み直して「なるほどそうか」と納得することも。そういう意味で、かゆいところに手が届く“優しい”本だと思います。ものすごくおすすめです。

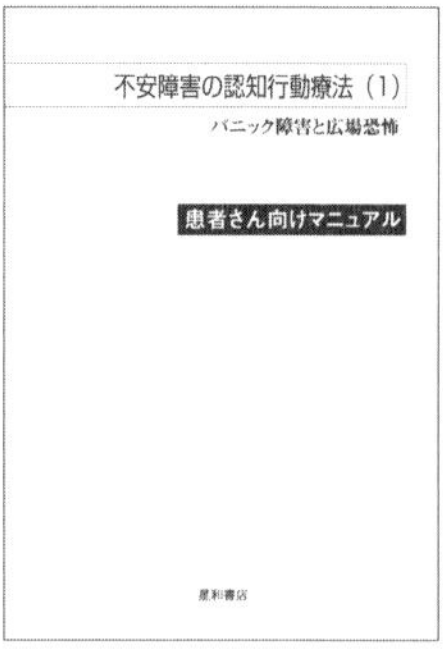

『不安障害の認知行動療法（1）』
ギャビン・アンドリュースほか（著）／
古川壽亮（監訳）／
星和書店／2003

| PART |

2

呼吸法

発作は
コントロールできる

1 過呼吸を自分の力でコントロールしよう

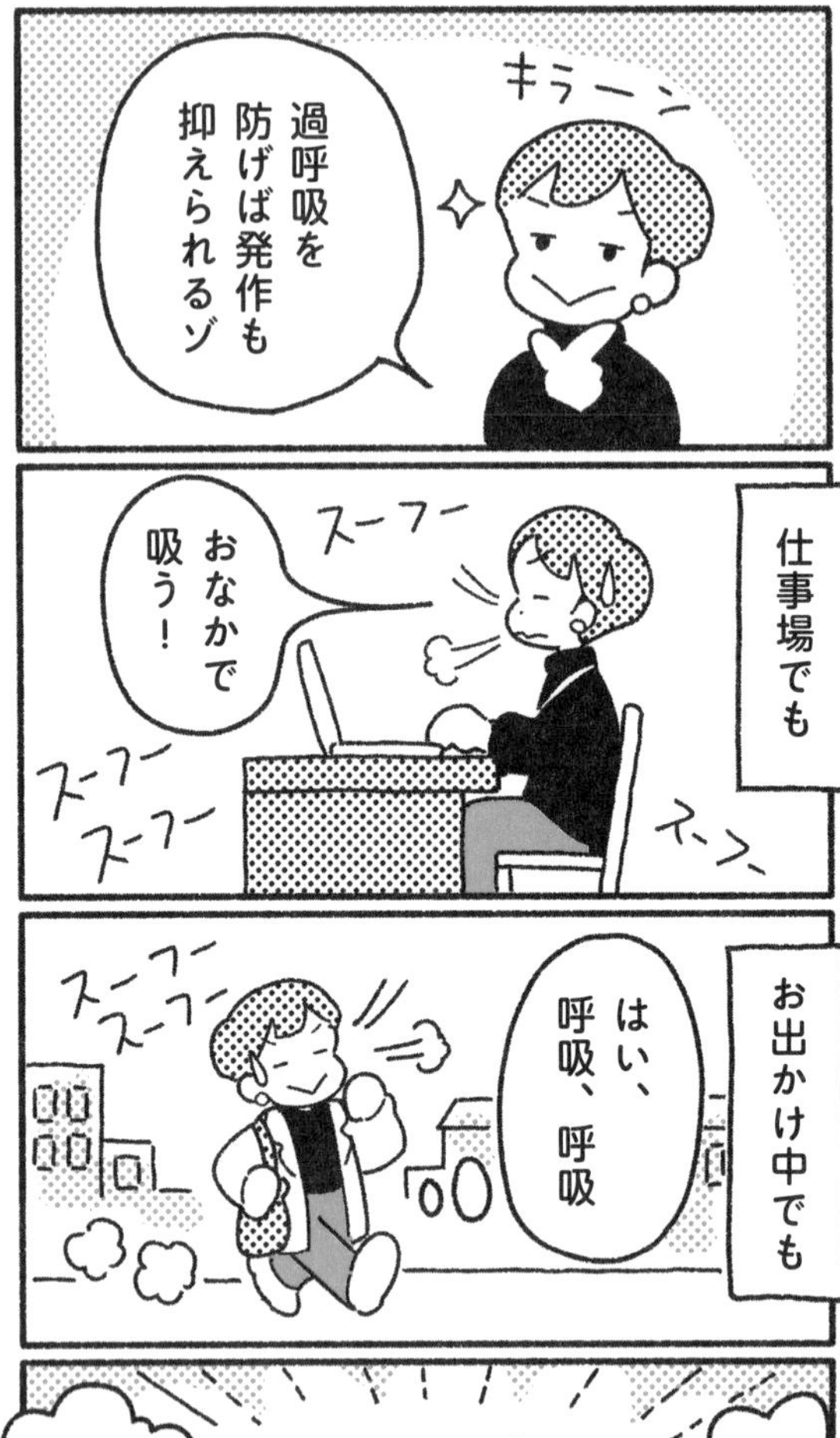

キラーン
過呼吸を防げば発作も抑えられるゾ
仕事場でも
スーフー
おなかで吸う！
スーフー
スーフー スーフー
お出かけ中でも
はい、呼吸、呼吸
スーフー スーフー
呼吸法は
あなたの味方です！
呼吸マン

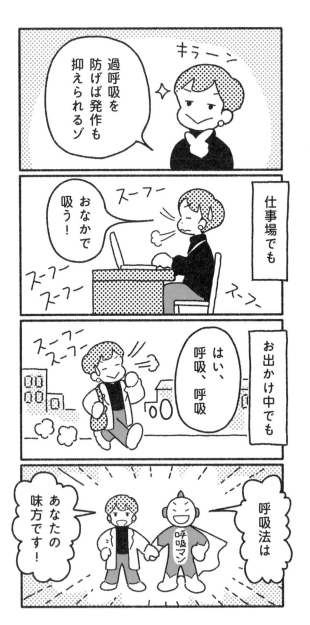

呼吸法はいつでもできる強い味方

パニック発作には明確な対処法があります。発作の原因は過呼吸ですから、つまり**「過呼吸を防ぐ＝発作の症状を抑える」**ということになります。

そこで、最初に覚えたいのが**「呼吸法」**。無意識に速くなった呼吸を意識的に抑えて、過呼吸を解消させるテクニックです。

呼吸法には、特別な道具や条件は必要ありません。やりかたさえ覚えれば、いつでも、どこでも、誰にでもできます。

これはかなりうれしいことですよ。たしかに発作は時間とともに自然と収まりますが、仕事や外出のときなどには、じっくり収束を待つのが現実的に難しかったりもしますから。

そういう意味でも、「いつでもどこでもＯＫ！」な呼吸法が、行動範囲をこれから取り戻そうとしていく中で必ず力強い味方になってくれるはずです。

2 人より呼吸が多いかも？自分の呼吸を知ろう

穏やかな呼吸を意識してみよう

人間の平均的な呼吸数は、だいたい1分間に12～16回程度（平常時）だといわれています。年齢によってもバラつきはあるのですが（諸説あり）、**少なくとも1分間に20回を超えるようであれば、ちょっと多すぎだといえそうです**。

呼吸法を始める前に、まずは自分の呼吸数を測ってみましょう。もしかすると、日頃から呼吸が速い傾向にあるかもしれません。そうでなくても、過呼吸を引き寄せるようなことを日常的にしてしまっているかもしれません（左ページ参照）。

発作のときだけでなく、**普段から落ち着いた呼吸を意識することが大切です**。

呼吸を数えてみよう

[数えかた]

- 息を吸い、吐き終わるまでを1回とカウント
- 1分間で呼吸を何度しているか数える

書き込んでみよう

回

MAARU'S VOICE

以下のように、「呼吸は日常のいろんなことから影響を受けているんだな」という意識をもつだけでも、呼吸との向き合いかたがずいぶん変わります。

[過呼吸を引き寄せる生活習慣]

- [ ] **タバコの吸いすぎ**

タバコは「闘争・逃走反応」を促進します。コーヒーなどのカフェインも刺激になるため、できるだけ控えるのがベター。

- [ ] **お酒の飲みすぎ**

アルコールは飲んだ数時間後に刺激として体に作用します。二日酔いのときは過呼吸が起こりやすくなります。

- [ ] **生理痛が強い**

生理前や生理中のほてり、動悸などは、過呼吸につながることがあります。つらさや痛みは我慢せず、専門機関に相談を。

- [ ] **せっかちな性格**

せっかちで活動量が多いと、体が酸素をより必要とするため過呼吸のきっかけになることも。心や時間にゆとりを持つことを心がけて。

TRY!

呼吸法

呼吸法は練習するほどにうまくなる

では、実際に呼吸法をやってみましょう。**1回6秒(1分間に10回)**の呼吸がベースとなります。平均(1分間に12~16回)よりも、さらにゆっくりと呼吸をすることになりますから、まさに過呼吸の解消にうってつけです。

予期不安が高まったとき、発作の兆候が出たときに、すぐさまこの呼吸法を開始してください。開始が早ければ早いほど、症状が鎮まるのも早い印象があります。

大事なのは、まず慣れること。発作で焦っているときにもスムーズに実践できるよう、こまめに練習しましょう。

発作を鎮める呼吸法

1

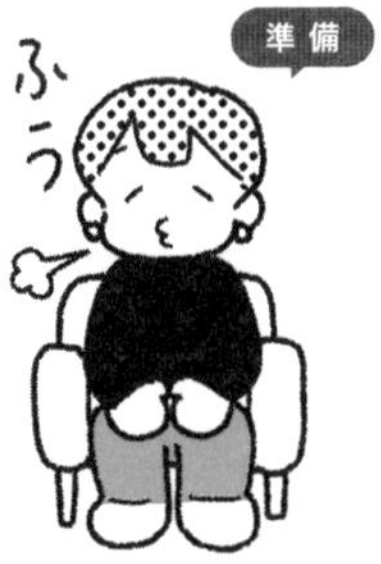

椅子に座り、楽な体勢をとる。

2

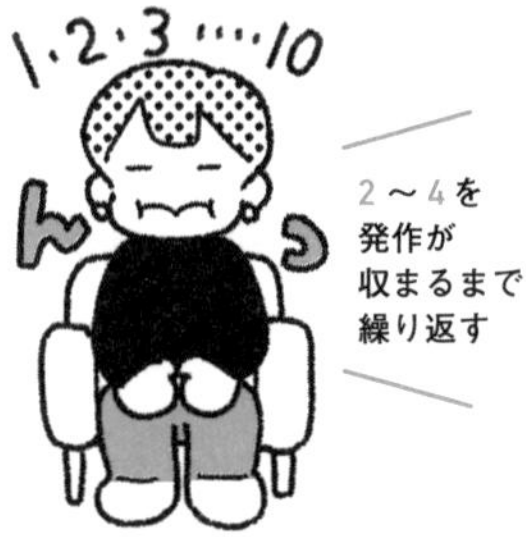
1・2・3……10
ん
2～4を
発作が
収まるまで
繰り返す

息を止めて10秒数える。

3

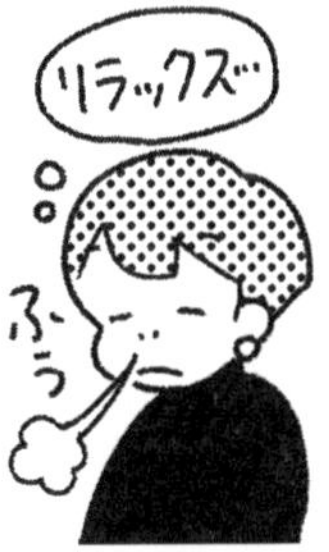

「リラックスしよう」と心の中で唱えながら、鼻からゆっくりと息を吐く。

4

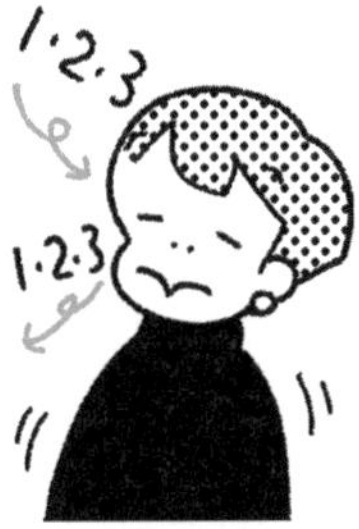

3秒で吸って、3秒で吐く（これが1セット）。10セット繰り返したら2に戻る。

MAARU'S VOICE

私は鼻呼吸が難しく感じたので、まずは鼻から吸って口から吐くところから始めました。

最初からきっちりできなくても大丈夫。続けるうちに少しずつ慣れてきますよ。

TRY!

呼吸法を自分のものにするコツ

最初のうちは呼吸法がうまくいかず、効果を感じられないことがあるかもしれません。でも、諦めないでぜひ続けてみてほしいと思うのです。上手にできれば必ず効果は出てきます。人間の体はそういうふうにできていますから。

呼吸法の効果を上げるポイントは、大きく2つあります。

まずは、きちんと秒数をカウントすること。頭の中で秒数を数えると、不安や焦りのせいで実際より速くなってしまいがちです。きちんと時計でカウントしましょう。スマホのストップウォッチ機能を使うのもおすすめですよ。

2つめは腹式呼吸をすることです。腹式呼吸には副交感神経（リラックスしているときや夜間にはたらく神経。体の回復を司る）を優位にさせる効果があるそうですが、実際に腹式での呼吸法に慣れてくると、ひと息吐き出すごとに体の力が抜けてリラックスできる感覚があります。

腹式呼吸のコツ

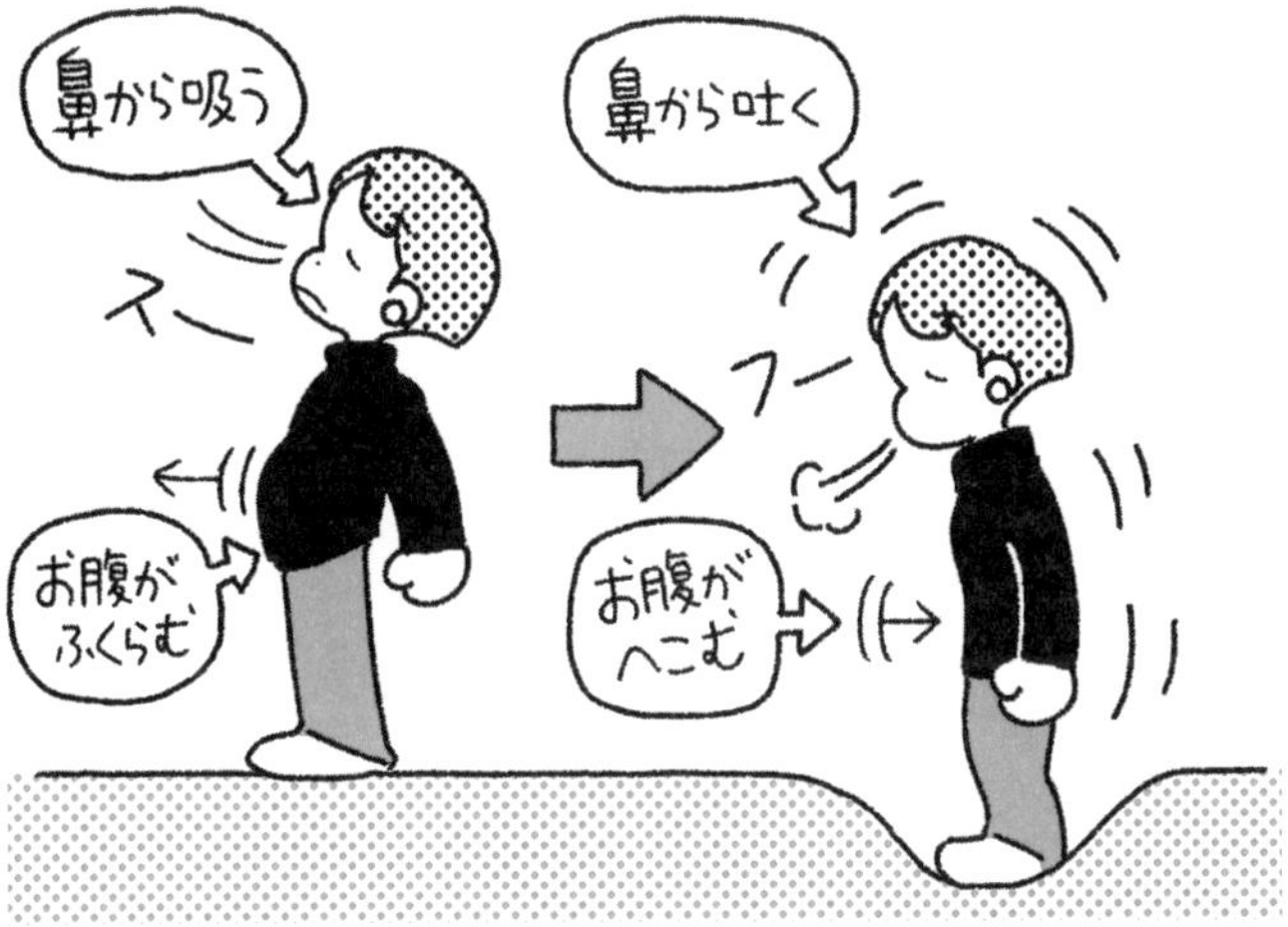
鼻から吸う
スー
お腹がふくらむ
鼻から吐く
フー
お腹がへこむ

お腹に注目するとわかりやすいかもしれません。通常、息を吸い込んだときに自然とお腹がふくらんで、吐き出したときにお腹がへこみます。

お腹がへこむときに、私は体全体がフーッと床に沈み込むような感覚があったりもします。一度コツをつかんだら、あとは慣れるだけ。ぜひ、たくさん練習してみてください。

呼吸法がうまくなってくると、普段の呼吸も変わってくるかもしれません。練習の前後に呼吸数を測って、変化を眺めてみるのもいいかもしれませんね。

3 無意識に緊張してない？ 自分の緊張に気づこう

体の緊張は、意識的にゆるめられる

パニック症のときは、闘争・逃走反応のはたらきから体が緊張しがち。緊張による体のこわばりが過呼吸のタネになることもしばしばあります。呼吸法を覚えたら、次は体の緊張をゆるめる「漸進的筋弛緩法《ぜんしんてききんしかんほう》」と「自律訓練法《じりつくんれんほう》」を覚えましょう。

前者は、緊張している筋肉を意識的にゆるめていく技法です。一方、後者は、心と体に意識を向け、自己暗示をかけることで心身ともにリラックスする技法です。この2つは、**慣れればいつでもどこでも、さりげなく実践できるので、不安が強いときなどにも役立ちます。**

体の緊張をチェック！

体には、以下のようにとくに緊張しやすい場所があります。
次ページで紹介する筋肉ゆるゆる体操（漸進的筋弛緩法）では、
緊張しやすいところを意識的にゆるめていきます。

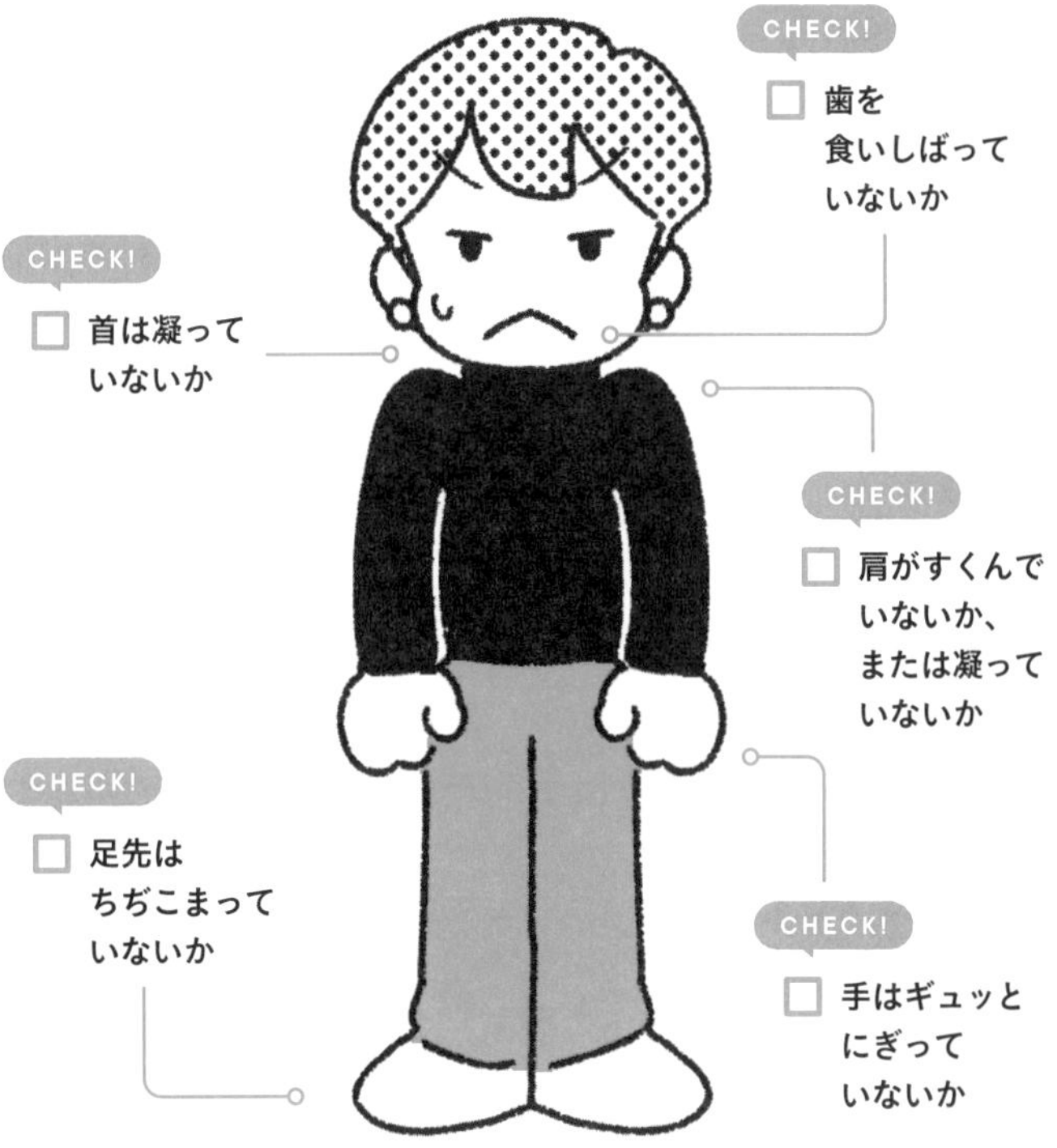
CHECK!
□ 歯を食いしばっていないか
CHECK!
□ 首は凝っていないか
CHECK!
□ 肩がすくんでいないか、または凝っていないか
CHECK!
□ 足先はちぢこまっていないか
CHECK!
□ 手はギュッとにぎっていないか

TRY!

筋肉ゆるゆる体操

体の力が抜けるのを感じよう

では実際に、漸進的筋弛緩法をやっていきます。リラックス法なのに名前が堅苦しいので、本書では「筋肉ゆるゆる体操」と名付けてみました。

この体操はおもに、**筋肉の部位ごとにグッと力を入れて、フッとゆるめます。そのときに、ジワッと力が抜けていくのを感じましょう**。

リラックスした体の状態に違和感があるとすれば、普段から無意識に筋肉がこわばっているのかもしれません。違和感がなくなるのを目指して、できるだけ毎日続けてみてください。

\ 実践前に /

MAARU'S VOICE

- 力を抜くときは腹式呼吸を意識してゆっくりと息を吐く
- 体が脱力していく感覚を味わう

筋肉を意識的にゆるめよう

1

椅子に座る。両手ともにこぶしを作って5秒間力を入れる。ゆっくりと力を抜いて手を開き、10秒間脱力。

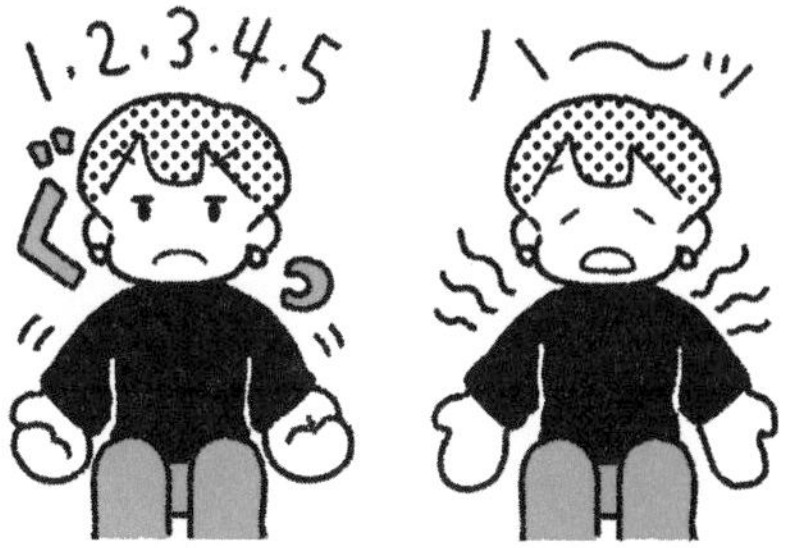

2

両腕に力こぶを作り、5秒間力を入れる。ゆっくりと力を抜いて腕を下ろし、10秒間脱力。

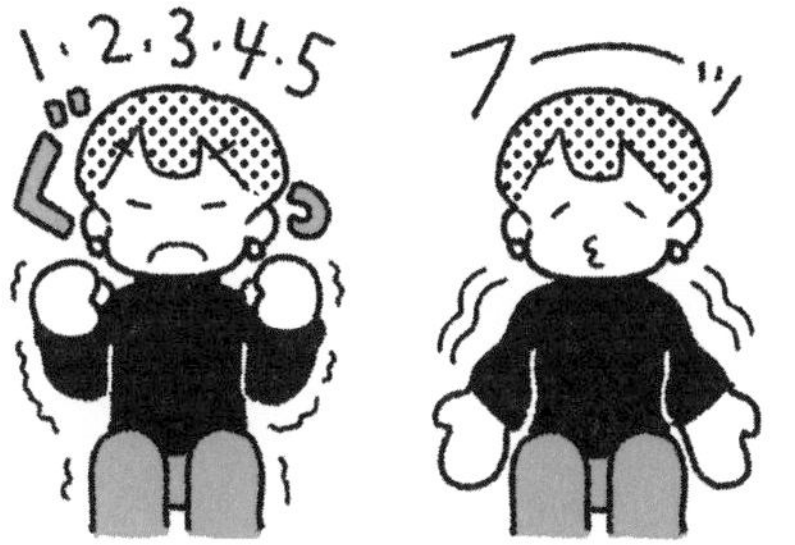

3

両肩をすぼめて、5秒間力を入れる。ゆっくりと力を抜いて肩を下ろす。10秒間脱力。

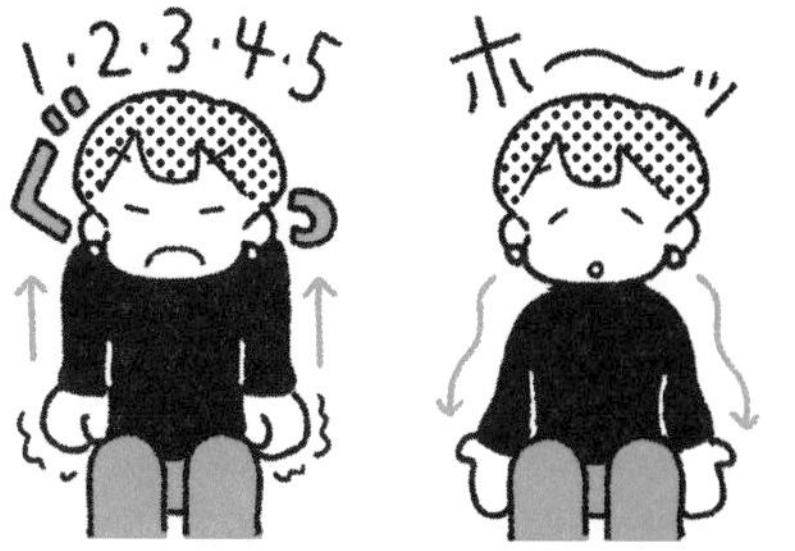

次のページもあるよ

TRY!

4

目と口を閉じ、5秒間力を入れる。力を抜いて目と口をポカンと開ける。10秒間脱力。

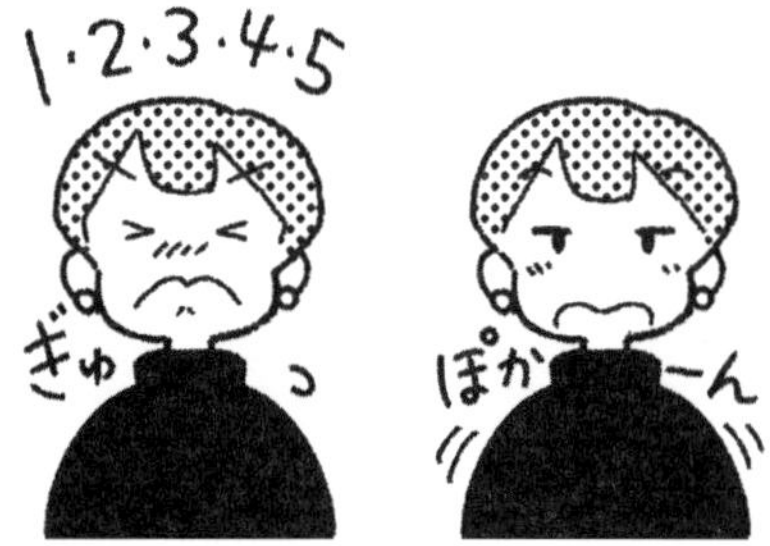

5

肩甲骨を背中の中心に寄せ、5秒間力を入れる。力を抜いて元に戻り、10秒間脱力。

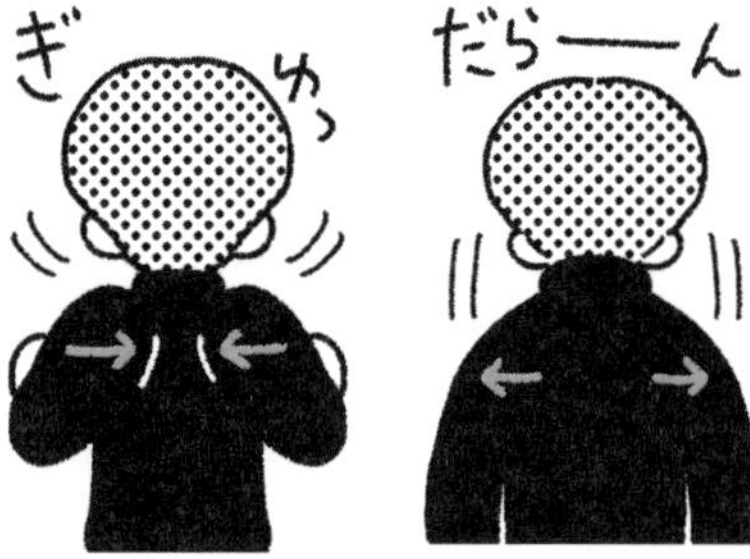

6

お腹をへこませ、5秒間力を入れる。力を抜いて元に戻り、10秒間脱力。

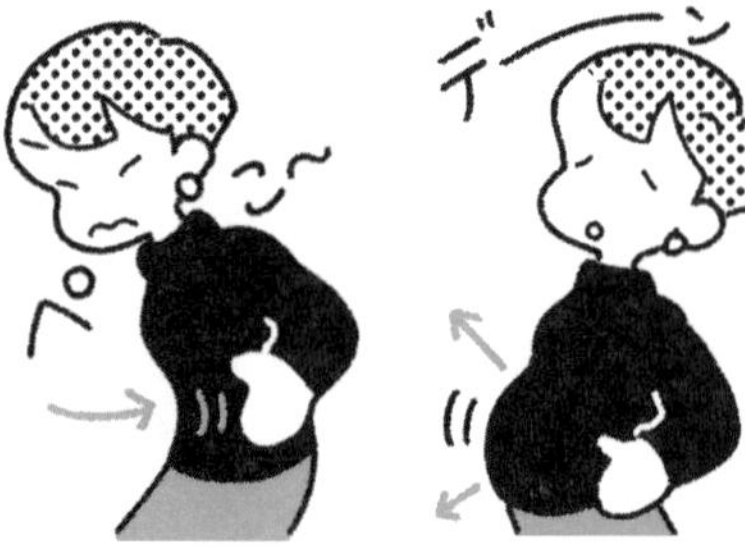

7

足を伸ばし、5秒間太ももに力を入れる。力を抜いて足を下ろし、10秒間脱力。

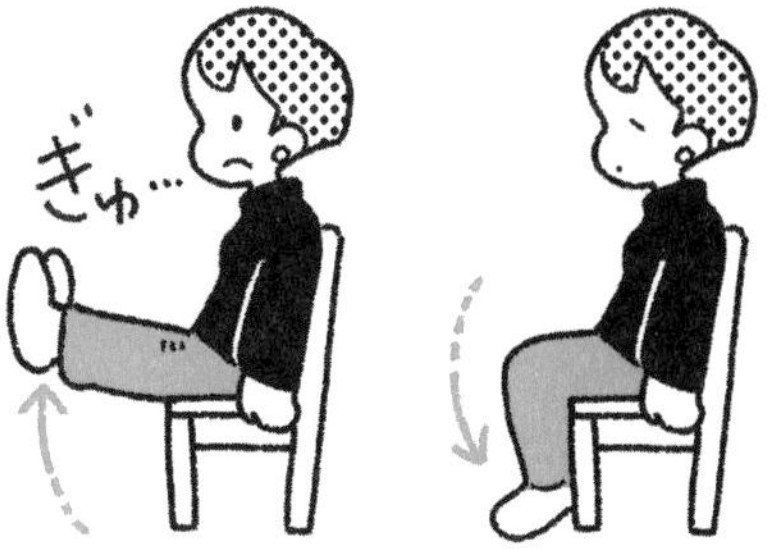

8

足の甲を持ち上げ、5秒間力を入れる。力を抜いて足を下ろし、10秒間脱力。

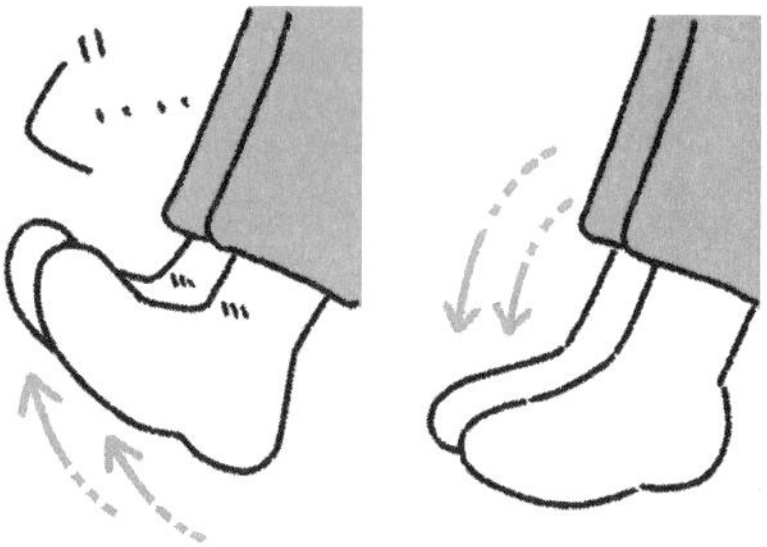

MAARU'S VOICE

仰向けで行うと、つい寝てしまうこともあるので座って実践するようにしてください。体が脱力する感覚を得る訓練です。体の感覚をしっかり味わいましょう。

TRY!

自律訓練法

自分に意識を向けて深くリラックス

体がゆるむ感覚がなんとなくわかったら、次は「自律訓練法」です。自律訓練法は、**自分に意識を向けて体の状態を感じるためのもの**。「6つの公式」と呼ばれるステップに合わせて、1ステップ3~5分を目安に進めます。上級者になると、6つの公式すべてを同時に感じられるようにもなるそうです。毎日1回実施することが推奨されていますが、まずは自分のペースで続けてみてください。最後は「消去動作」と呼ばれる動きをします。大きく伸びをしたり、両手をグーパーしたりして体を目覚めさせ、気分をスッキリさせて終了します。

実践前に
MAARU'S VOICE

呼吸や心臓に意識を向けるとつらいときは、その公式を飛ばしてもOK。私は毎朝のルーティンに取り入れていました。

自分の体に意識を向けよう

1

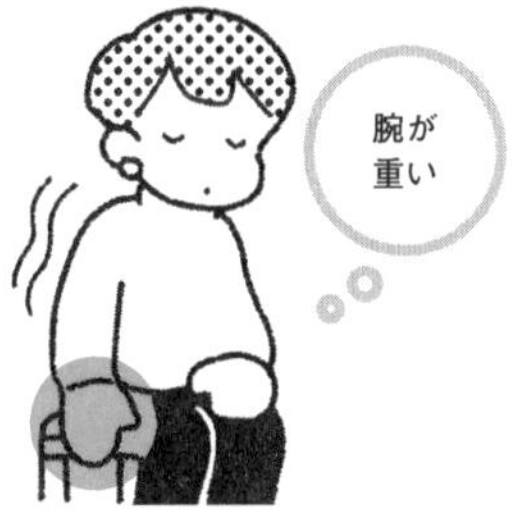
腕が
重い

目を閉じ、腕の重みを感じる。反対の腕も同様に行い、最後に両脚の重みを感じる。

2

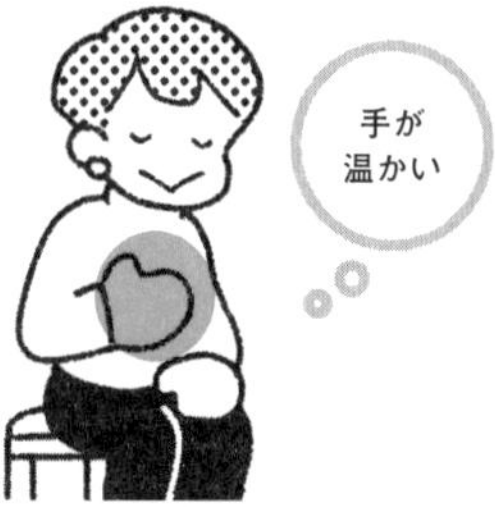
手が
温かい

胸に手をあて、手の温かさを感じる。反対の手も同様に行い、最後に両脚の温かさを感じる。

3

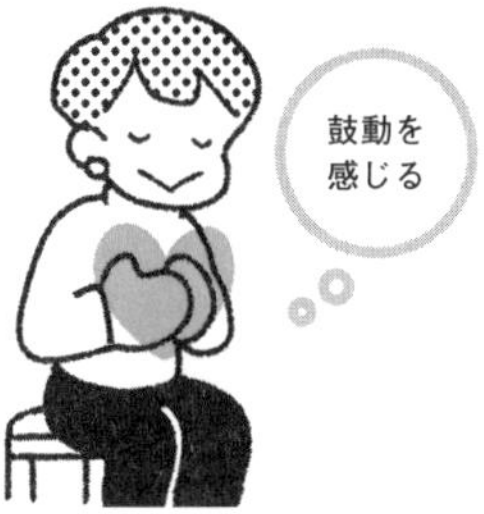
鼓動を
感じる

胸に両手をあて、心臓の静かな鼓動を感じる。

4

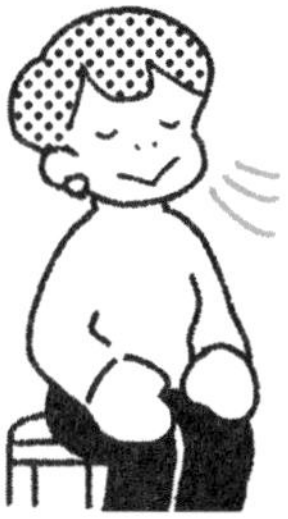

リラックスした状態の呼吸をそのまま感じる。

5

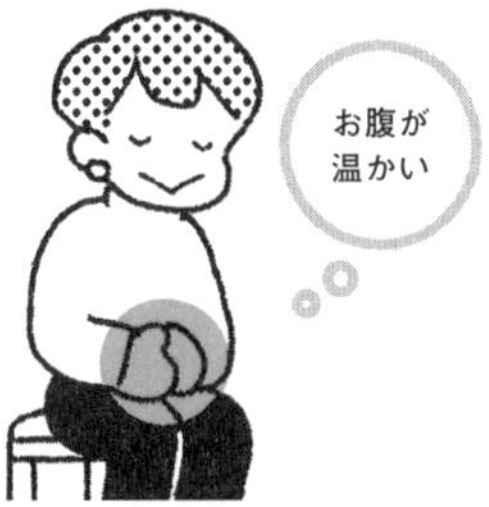
お腹が
温かい

お腹に手をあて、お腹の温かさを感じる。

6

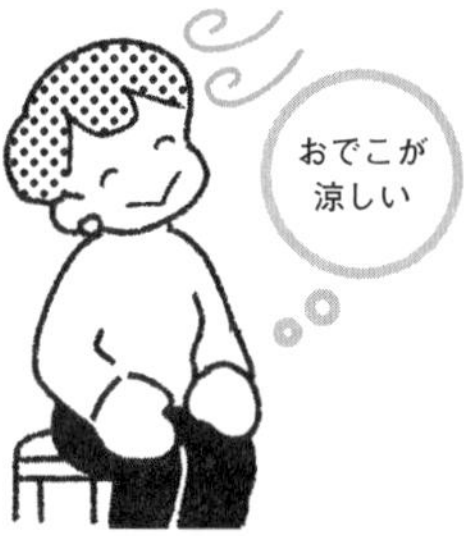
おでこが
涼しい

手足、お腹の温かさを感じながら、額の涼しさ、心地よさを感じる。

4 「その場を離れる＝発作が収まる」ということではない

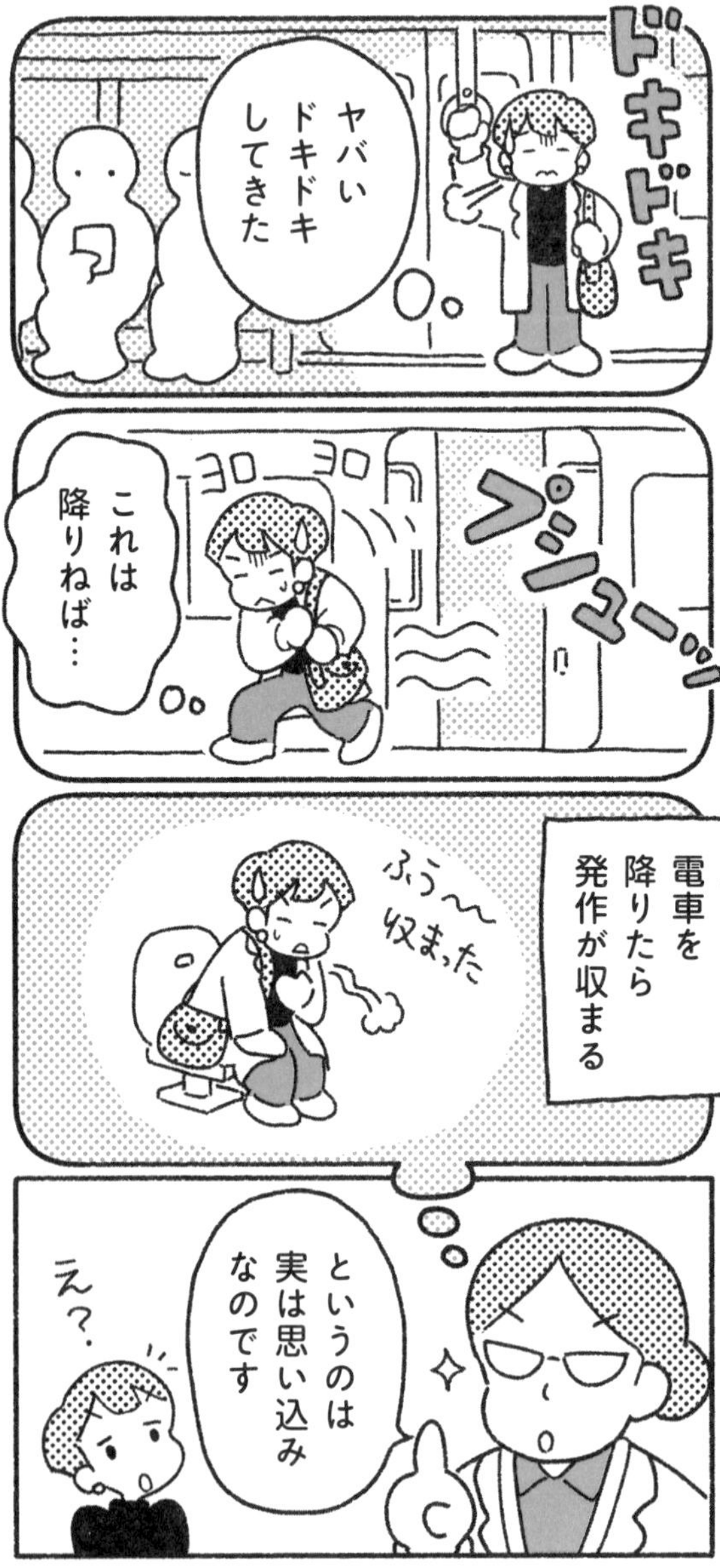

呼吸法はその場にとどまる練習でもある

呼吸法やリラクセーション法を積極的に使っていくのは、過呼吸を抑えたり筋肉をゆるめたりするためだけでなく、もう1つ回復にとって大切な意味があると思っています。それは「その場を離れることで発作が収まるのではない」というのを体感することです。

予期不安や発作のとき、焦燥感に駆られてその場を離れてしまうと、「その場所や状況を離れれば発作は収まるんだ」という思い込みが生まれてしまいます(これによって広場恐怖に至ってしまうのでしたよね)。

ですから、**できるだけそこにとどまって、不安や発作が「その場で」収まっていくのを体感しなければいけません**。

そのとき、その場にとどまる手助けになるのが、呼吸法やリラクセーション法だというわけです。

その場を離れることが、三次的な恐怖につながる

PART1の広場恐怖の話の中で、一次的な恐怖と二次的な恐怖について触れました(→P35)。一次的な恐怖が発作に対する恐怖で、二次的な恐怖は場所や状況に対する恐怖のことです。

そしてさらに広場恐怖が広がると、不安そのものや小さな体調不良さえも怖くなってしまう傾向にあります。これは三次的な恐怖ともいえそうです。

ともあれ、最初に不安や恐怖を感じるようになったきっかけは、あくまでも「発作」だったはずなのです。それが、不安な場所を避けたり、慌てて離れたりするうちに二次、三次と広がってしまうわけですね。

ですから、その広がってしまった不安や恐怖を、一次的な恐怖に引き戻すことがとても大切になってきます。**「本当に向き合うべきなのは発作なんだ」というのを、もう一度思い出すイメージです。**

不安はどんどん広がっていく

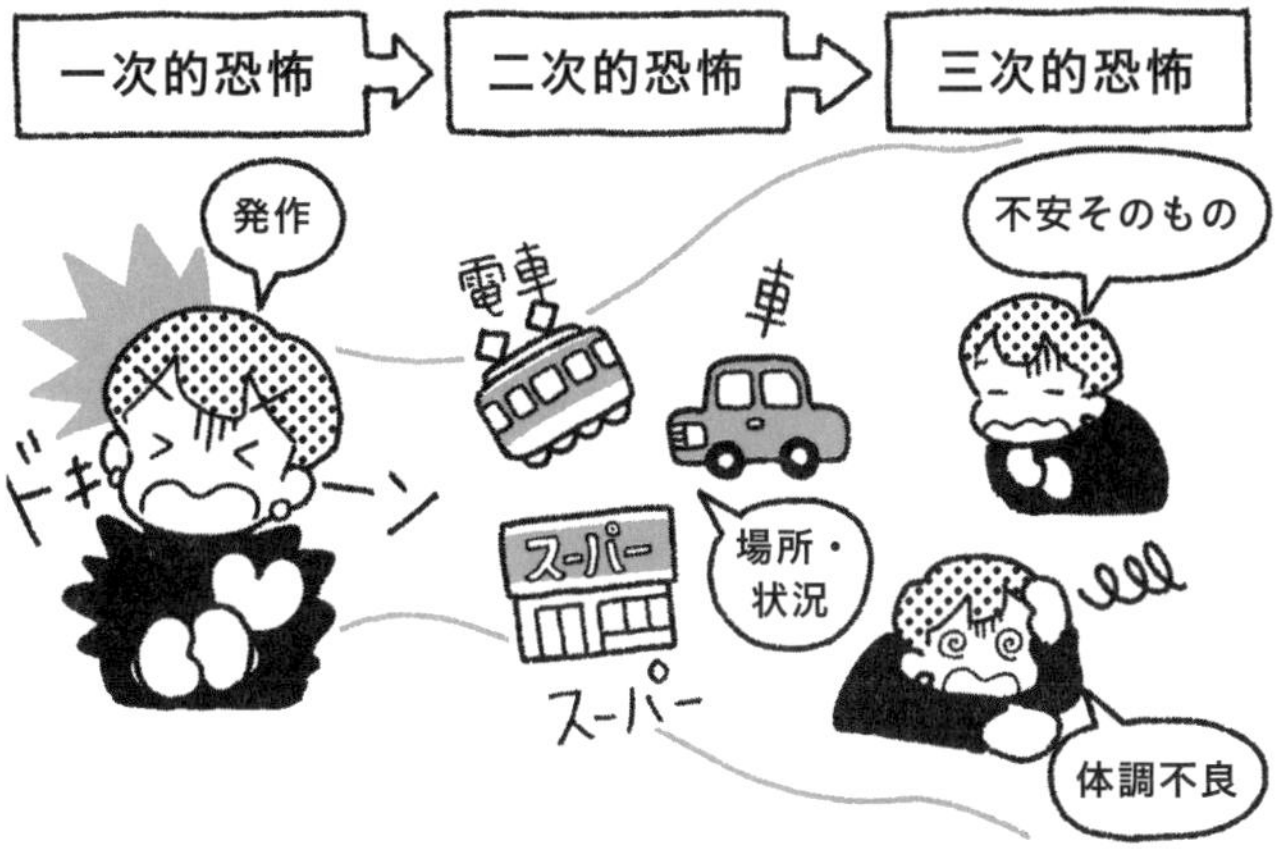
一次的恐怖
二次的恐怖
三次的恐怖
発作
ドキーン
電車
車
スーパー
スーパー
場所・状況
不安そのもの
体調不良

実際に、**呼吸法やリラクセーション法を使って、避けず、離れず、その場にとどまるというのを続けると、一次的な恐怖に立ち返ることができます。**

場所や状況、不安の感情やその日の体調に関係なく、発作はちゃんと収まっていくものだということを実感できるからです。

そうやって、不安や恐怖の対象がおもに発作だけになると、気分的にもかなり余裕が出ます。そういう意味でも、呼吸法やリラクセーション法はやはり欠かせないのです。

COLUMN 3

発作を乗りきるものさしをGETしよう

呼吸法は、おおよそ1分ちょっとで1セット行えます。例えば次の停車駅まで3分だとしたら、呼吸法を約3セットすればいいということになります。

乗り物に限らず、お店のレジでも職場の朝礼でも、私はいつも「所要時間＝呼吸法」と考えていました。「だいたい所要10分ぐらいかな。だったら呼吸法10セットやればいいんだな」という感じです。

そうすると、目標を達成できたときに、「3駅乗れたぞ」というよりも「10セット10分、乗りきれたぞ」という達成感のほうが強く残りました。これがものすごく大きかった。「いま、私は、呼吸法○セット分＝○分ぐらい乗りきれる」というのが、どんなときも「ものさし」になってくれたんです。「電車で10分乗りきれたから、高速道路でも1区間なら行けそうだな」というふうに。

おかげで場所や状況にこだわらず行動範囲を広げていけました。「呼吸＝時間」の考えかたは、シンプルでなかなか素敵ですよ。

| PART |

3

曝露療法

「行けない場所」に行ってみよう

1 「行けない場所」も曝露療法で「行ける場所」になる

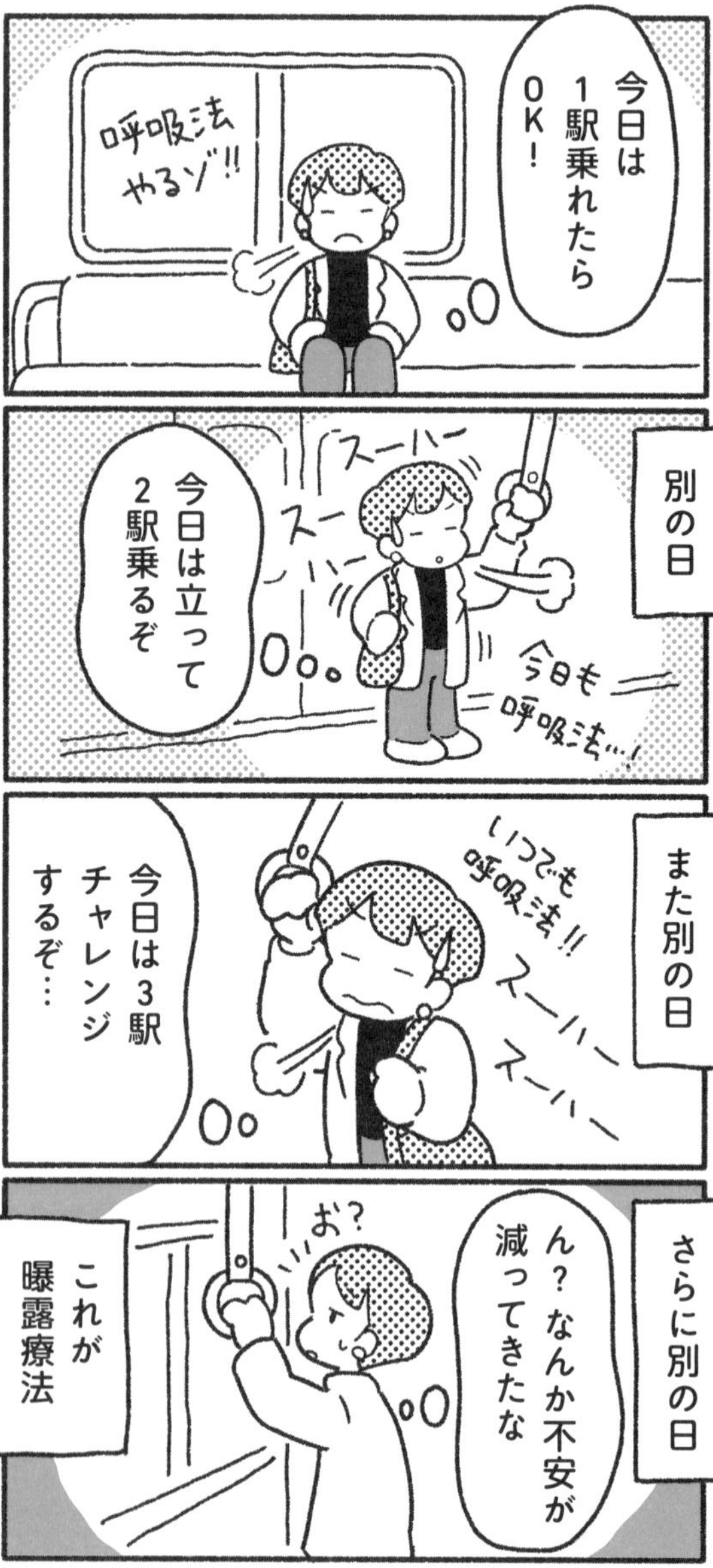
今日は1駅乗れたらOK!
呼吸法やるゾ!!
別の日
スーハー
今日は立って2駅乗るぞ
スーハー
今日も呼吸法…!
また別の日
いつでも呼吸法!!
スーハー
スーハー
今日は3駅チャレンジするぞ…
さらに別の日
ん? なんか不安が減ってきたな
お?
これが曝露療法

不安や恐怖を「あえて」避けない

発作の対処法を学んだら、次はいよいよ「曝露療法」です。これまた堅いネーミングですが、要するに「不安や恐怖にあえて曝《さら》される」ことをやっていきます。

パニック症は、苦手な場所や状況を回避するほどに悪化してしまうので、回復に向かうためには、あえて「避けないこと」をやっていく必要があるのです。

人間は、苦手なことでも繰り返しやるうちに慣れてくるということがありますよね。例えば、ジェットコースターが苦手だったけど、何度か乗るうちに怖くなったとか、人と話すのが苦手だったけど、接客のアルバイトをしているうちに慣れていったとか。そういった現象を、専門的には「馴化《じゅんか》」というそうです。

馴化は不安や恐怖に対しても例外ではありません。つまり、曝露療法は、この馴化を利用して発作や場所への不安・恐怖に慣れていこうという治療法なのです。

パニック症になると「いつか不安がなくなったら、あそこへ行きたいな」と思うことが少なくありません。何かをするためには、症状が出なくなるのを待たなければいけないと考えてしまうのです。

一方、曝露療法は「症状を改善するために、まずは行けるところから行ってみよう」というスタイルです。**少しずつ行動範囲を広げることが、むしろ不安をなくしていくのだというわけです**。ほとんど逆の考えかたですよね。

正直なところ、認知行動療法の中でも、ちょっと気合いが必要な項目かもしれません。でも、「案ずるより産むが易し」です。腰を据えて一歩ずつ進んでいきましょう。

曝露療法には「外的・内的」の2種類ある

曝露療法の「曝露」は、大きく2つの種類に分けることができます。それは、**場所や状況に対する「外的曝露」と、症状に対する「内的曝露」です**。字面のまま眺めると、ちょっと難しそうですよね。でも、実際にやってみると案外シンプルです。

外的曝露と内的曝露の違い

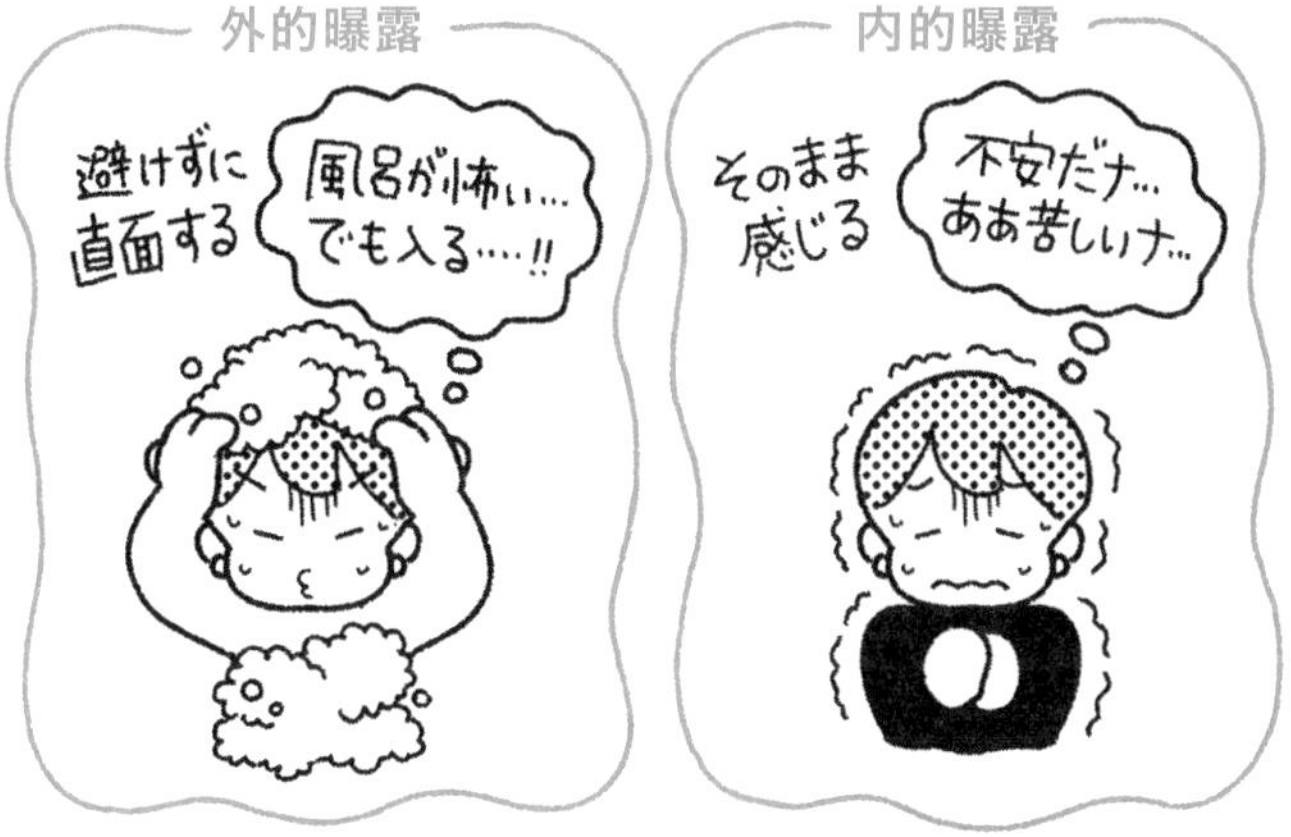
外的曝露
避けずに直面する
風呂が怖い…でも入る…‼
内的曝露
そのまま感じる
不安だナ…ああ苦しいナ…

状況に対する曝露　　症状・不安に対する曝露

要は**「苦手な状況にチャレンジ（外的曝露）して、不安や恐怖から気をそらさない（内的曝露）」**ということをやればいいのです。要約しすぎかもしれませんが、これだと外的曝露と内的曝露を同じタイミングで実践できます。効率的で続けやすいとも思います。

実際に私はそう実践していました。コンスタントに続けるためには、自分なりにわかりやすくとらえ直すことも必要なのかなと思っています。

では、具体的なやりかたを、次ページから紹介していきます。

TRY !

小さなことから段階的に目標を設定

自分の不安にレベルを付けてみる

苦手な状況を避けないようにするとはいっても、電車に1区間乗るのも難しい段階で、いきなり飛行機に挑戦してもなかなかうまくいかないでしょう。あまり無理をすると、失敗して落ち込んだり、逆に恐怖心が強まったりするかもしれません。

そうならないために、まず**「不安階層表」**を作りましょう。自分が不安や恐怖に感じることを10個ほど書き出して、自分の不安レベルに沿って段階分けします。

そして、その中で**一番ハードルの低いものから順番に、一歩ずつ曝露療法に取り組んでいきます**。

不安階層表を作ってみよう

1

「いまは絶対にできない」「でも最終的にはできるようになりたい」ということを、不安レベル「100」に設定する。

例 不安レベル100

- 特急電車に乗る
- 飛行機に乗って旅行をする
- フルタイムで仕事をする

2

不安をまったく感じない状態を「0」に設定し、0から100へ少しずつステップアップできるよう、中間に段階を設定する。

不安に感じること	不安レベル
特急電車に乗る	100
急行電車に30分乗る	90
急行電車に15分乗る	80
急行電車に1区間乗る	70
普通電車に20分乗る	60
普通電車に10分乗る	50
普通電車に1区間乗る	40
駅まで行く	30
バスに乗る	20
家の周りを散歩する	10
家でくつろぐ	0

例えば不安レベル100を特急電車に設定した場合はこんな感じ！

乗り物に限らず、美容室で髪を切る、映画館に行くなどでもOK。

TRY!

立てる目標は自分目線でOK

不安階層表は、あくまでも「自分のためのもの」です。**「標準的」で「それっぽい」内容である必要はまったくありません**。自分が不安や恐怖を感じることであれば、どんなことだって目標になると思います。

まだまだ身近なことで不安を感じることもあるでしょう。それなら例えば、「足湯に5分浸かる」「家の外で10分過ごす」というものだって十分目標になります。

モチベーションを高めるために、1つごほうびを付け加えるのもいいかもしれません。例えば「バスで隣町まで行ってケーキを買う」とか「駅にあるカフェで限定のラテを飲む」とかも大いにアリです。

ちなみに私は神社仏閣が好きなので、電車チャレンジにからめて「5つ先の駅で降りて、あのお寺に行く」というようなことをよくやっていました。

もし目標の立てかたに迷ったときは、**「75%ルール」**というものが参考になるかもし

ごほうび作戦でモチベを維持

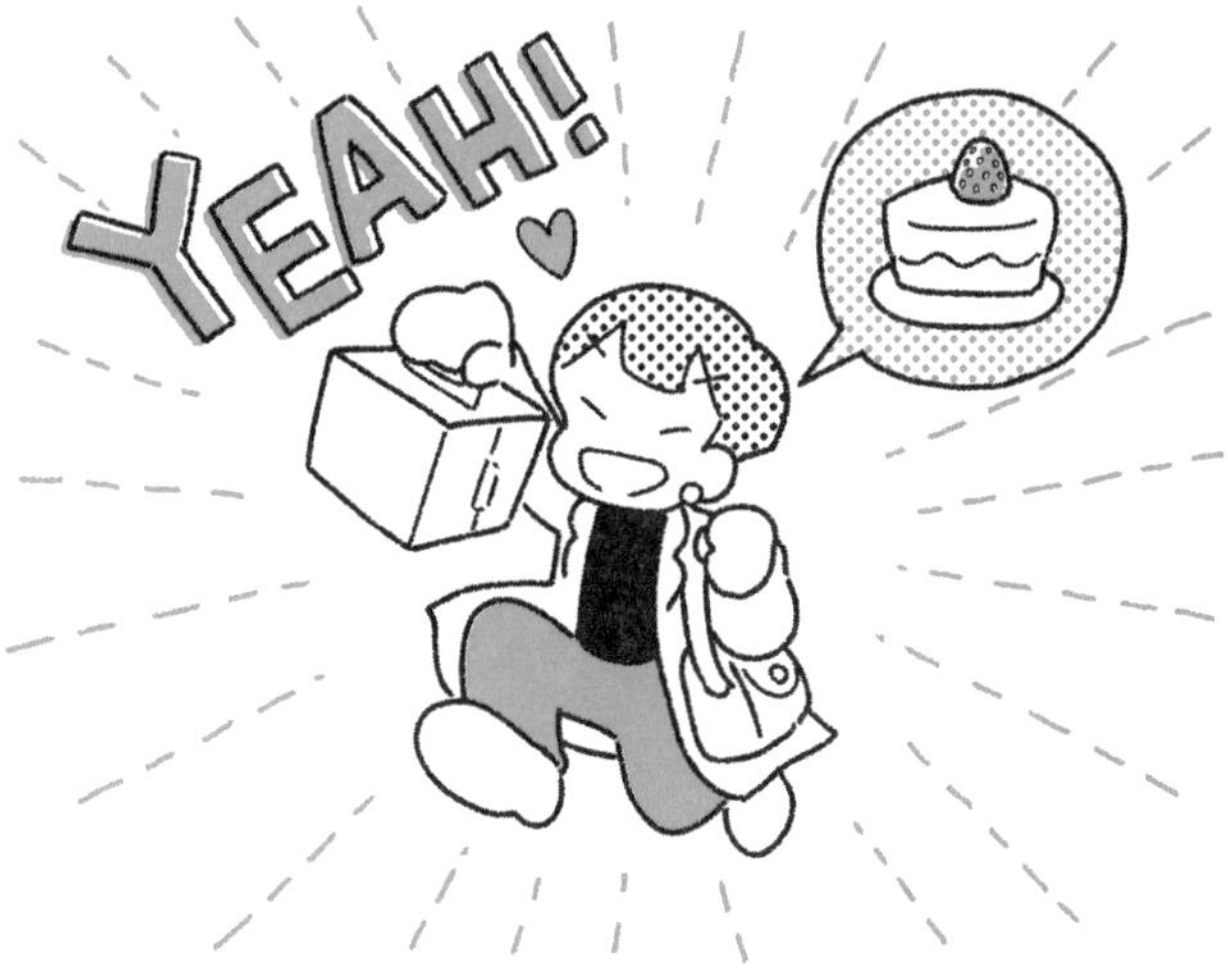

れません。これは、**「不安だけど75%ぐらい自信を持って対処できそうだな」と思える目標を設定しなさい、という目安のようなものです。**

どういうことかというと、90%ぐらい自信があるものではハードルとして物足りないし、逆に50%ぐらいしか自信がないぞというものではハードルが高すぎるということです。

ともあれ、不安階層表はオーダーメイドです。気負いすぎず、そのときの自分の状態を探りながら、気ままにアレンジしてみてください。

TRY!

曝露療法

不安や焦りが出たら、避けずに感じる

まず不安階層表の中で、一番不安レベルの低いものから取り組んでいきます。予期不安や発作の兆候を感じたら、すぐに呼吸法（→P56）を始めてください。座っている状態などであれば、リラクセーション法（→P62〜67）をしてもOKです。

目標は「回避しないこと」。**その場にとどまって、不安や焦り、体の症状から気をそらさないようにします**。最終的には症状が少しずつ収まっていくのを体感してください。このとき、呼吸法などが気をそらすための手段（安全行動→P84）になってはいけません。時間をカウントしつつできるだけ体の内側にも意識を向けましょう。

MAARU'S VOICE

曝露中はできるだけ呼吸法を続けます。慣れてくると、発作のときにもスムーズに呼吸ができます。日頃の練習が効いてきますぞー。

曝露療法のやりかた

1

不安階層表を用意し、レベル10からチャレンジ。曝露中に不安を感じたら呼吸法を実践。不安や恐怖に曝されても、できるだけその場にとどまる。

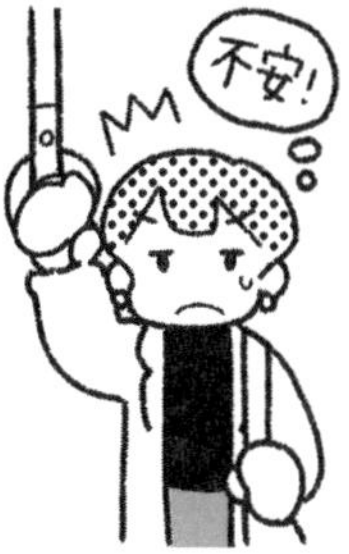
不安!

苦手な場所へ行き

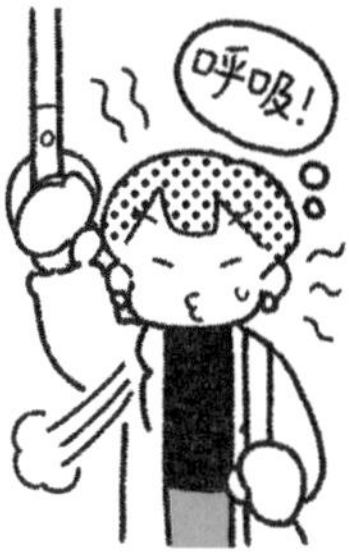
呼吸!

その場にとどまる

2

慣れてきたら体の内側にも意識を向ける。不安や症状から気をそらさず、「いま不安を感じているな」とそのまま感じる。

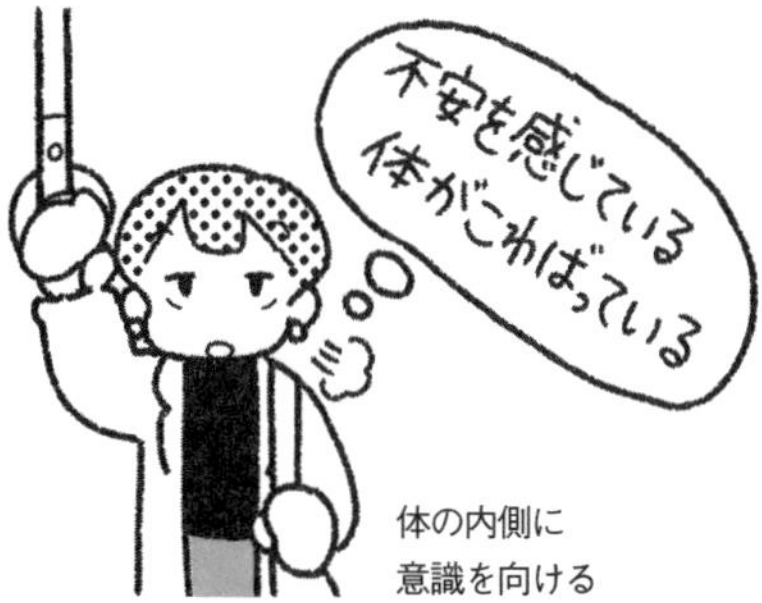
不安を感じている
体がこわばっている

体の内側に
意識を向ける

MAARU'S VOICE

曝露療法は本当に大変。だからこそ、小さな目標から少しずつチャレンジしていきましょう。

呼吸法が、不安や焦りから気をそらすための手段にならないよう気をつけて。

2 安全行動を気持ちよく卒業しよう

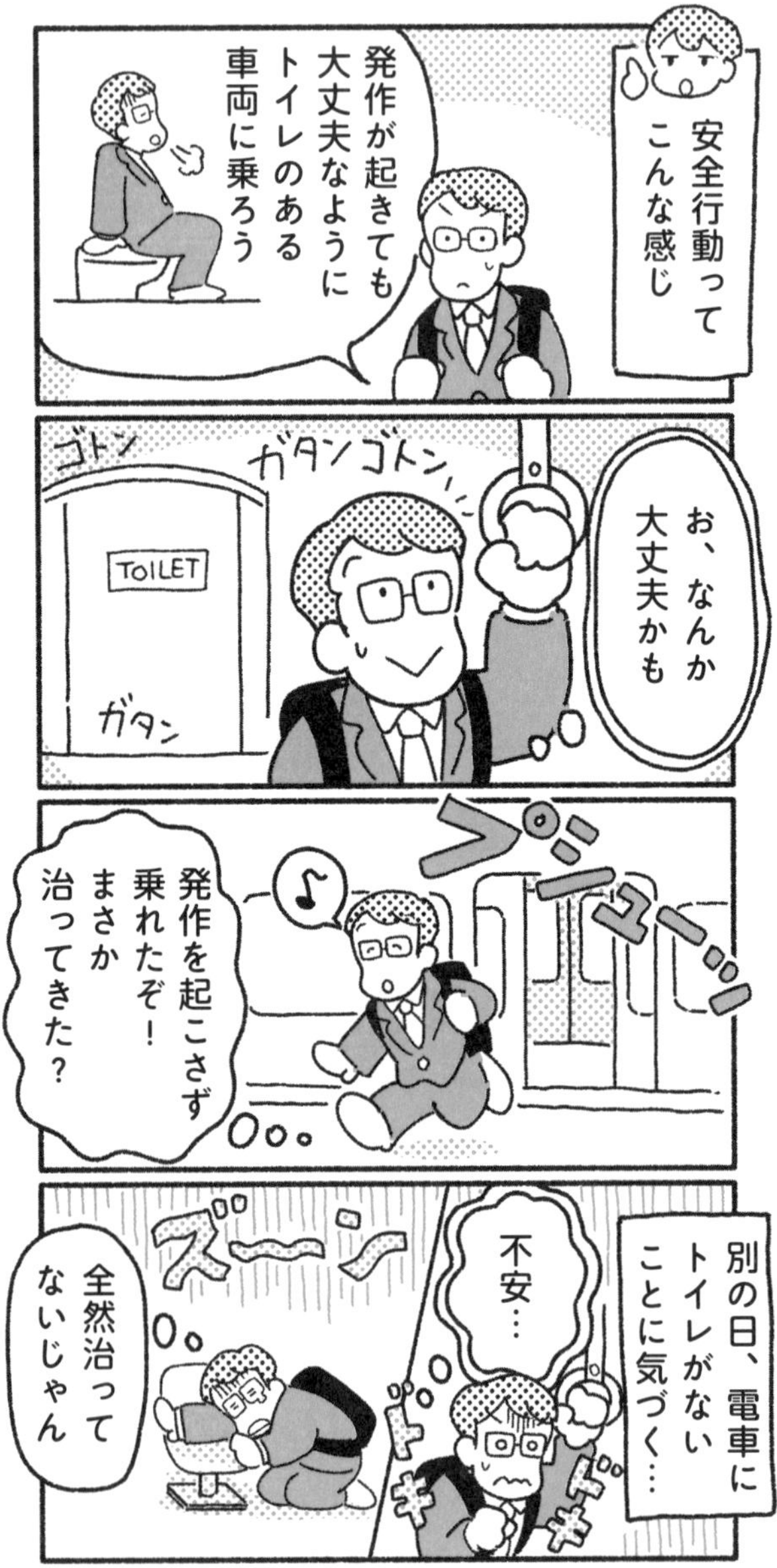
安全行動ってこんな感じ
発作が起きても大丈夫なようにトイレのある車両に乗ろう
TOILET
お、なんか大丈夫かも
ガタンゴトン
ゴトン
ガタン
プシュー
発作を起こさず乗れたぞ！まさか治ってきた？
別の日、電車にトイレがないことに気づく…
不安…
ドキ
ドキ
ズーン
全然治ってないじゃん

安全策がないと発作を乗りきれなくなってしまう

回避行動と並んで、回復の妨げになるといわれているものに「安全行動」があります。これは、**発作が出ないように安全策をとることです**。

例えば、頓服薬を持ち歩いたり、症状を紛らわせるために水を飲んだり、気をそらすためにスマホを触ったり、というようなことがこれに含まれます。

一見「不安や発作を乗りきる手段」として、たくさん用意するほうがよい気がしますが、長い目で見たときには、むしろ逆効果になってしまいます。

なぜなら、**安全行動を使って不安や発作を乗りきると、「これをしなければ乗りきれないんだ」と思い込んでしまうことにつながるからです**。そして、その行動がとれないときに、かえって不安や緊張が高まってしまうのです。

結局のところ、安全行動で得られる安心感は、安全行動ができなくなる不安感とつねに背中合わせだということですね。

不安階層表の中に「安全行動をしない」ことを組み込む

曝露療法の際には、安全行動をしないようにしなければいけません。安全行動は「気をそらす」ことにフォーカスしますから、曝露療法の目的からすれば、ほとんど真逆の行動になってしまいます。

私も、普段からできるだけ安全行動をしないよう気をつけていました。早い段階でそう心がけられたのは、最初に認知行動療法のマニュアル本を読んだおかげです。

一方で、いますでに安全行動が習慣のようになっているという人も、たくさんおられるかと思います。ミントタブレットをお守り代わりに携帯するという話や、電車などで必ずトイレの近くに座るという話もよく聞きます。

では、それらの行動をいますぐキッパリやめなくてはいけないのかというと、必ずしもそうではないと個人的には思います。お守りのおかげでお出かけできるんだとか、仕事が乗りきれるんだとか、そういうことはたくさんあるだろうと思うからです。

お守りを気持ちよく手放そう

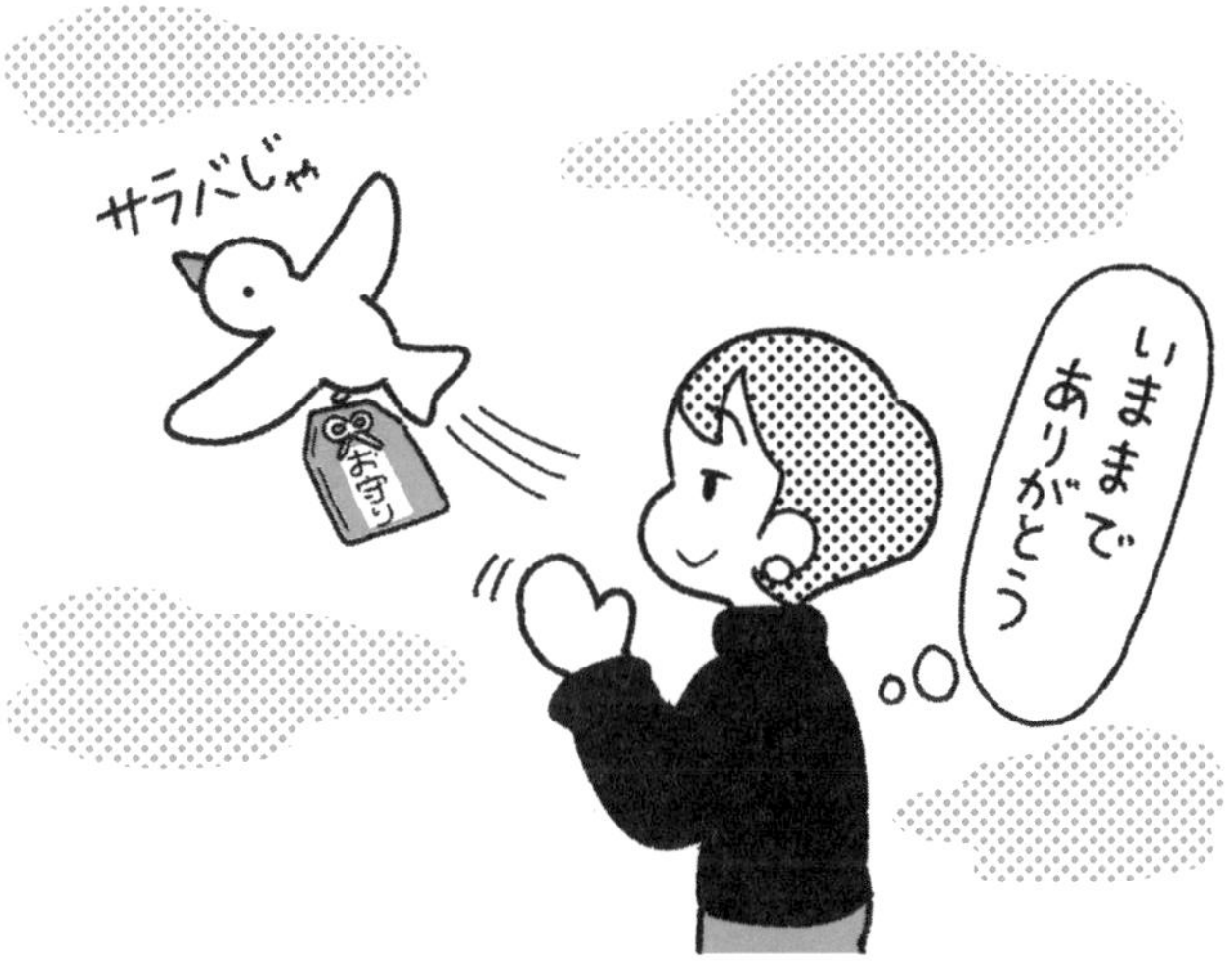

ですから、**不安階層表の中に「安全行動をしない」ことを組み込んでみるといいと思います。「お守りを持たずに10分散歩する」というような目標を設定して、セオリー通り少しずつ距離や時間を伸ばしていくのです。**

そして、いよいよその行動を手放せそうだというときには、「いままで支えてくれてありがとう」と心の中でお礼を伝えてみるというのはどうでしょう。そうすれば、安全行動を悪者にすることなく、気持ちよく卒業できるのではないかな、と思います。

3 最強のお散歩マニュアル

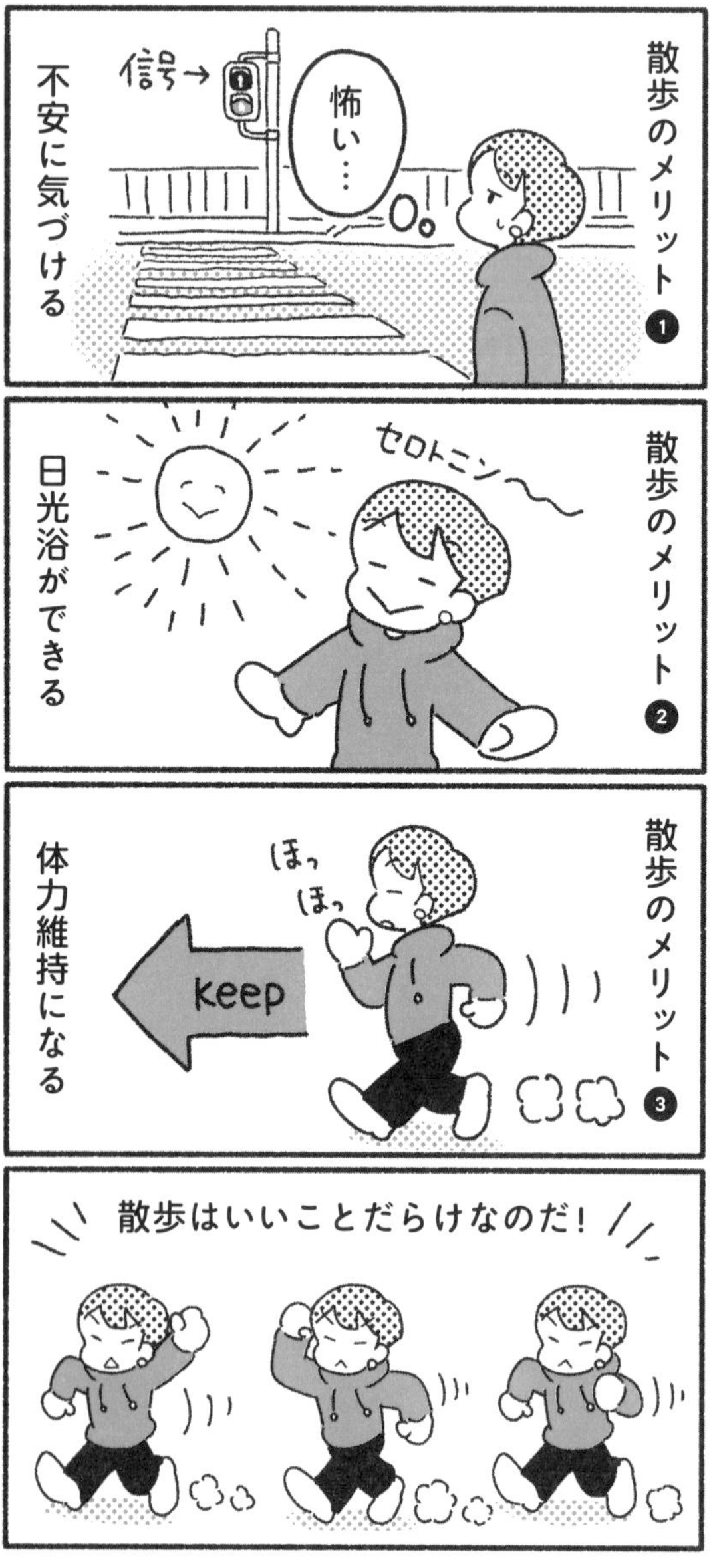
散歩のメリット❶
信号→
怖い…
不安に気づける
散歩のメリット❷
セロトニン
日光浴ができる
散歩のメリット❸
ほっ
ほっ
keep
体力維持になる
散歩はいいことだらけなのだ!

曝露療法ができないときはお散歩から始めよう

不安階層表の目標が思い浮かばないとか、家から出ること自体がまだ不安だというようなときには、まずお散歩から始めてみるというのもおすすめです。

お散歩の中でできることは、思いのほかたくさんあるのです。**外に出てみるといろいろなことが刺激になって、自分がどういうことで不安を感じるのかに気づくきっかけにもなります**。もし実際に不安が高まってくるようなことがあれば、その場で呼吸法を実践することも可能です。

明るいうちであれば、自然と太陽光を浴びることもできるし(日光でセロトニン※とビタミンD増加!)、歩くことで体力の維持やアップもできます。

私もお散歩にはずいぶんお世話になりました。うつ症状などでふさぎ込んでいるときには、**ただ歩くというだけで気分が少し晴れやかになることもありました**。当時、お散歩中に撮った木漏れ日の写真は、いまもスマホに保存しています。

※心を穏やかにしてくれる脳内物質。「幸せホルモン」とも呼ばれ、日光を浴びると分泌が促される。

お散歩も段階的に進めよう

家から離れるのが怖いという場合は、まず行けるところまで行ってみる。不安が出たら呼吸法を実践。

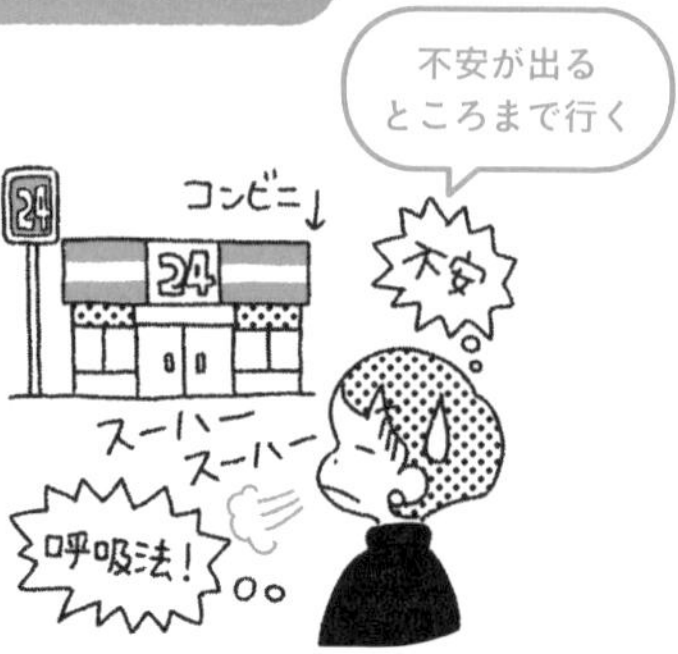
不安が出る
ところまで行く
コンビニ
24
不安
スーハー
スーハー
呼吸法!

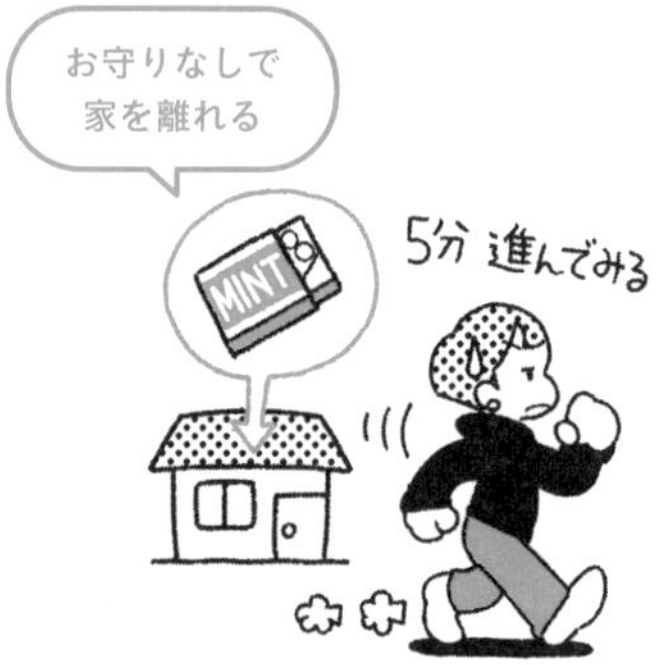
お守りなしで
家を離れる
MINT
5分 進んでみる

お守りの持参が習慣になっている場合は、まずはお守りなしで歩いてみる。慣れたら時間や距離を少しずつ伸ばす。

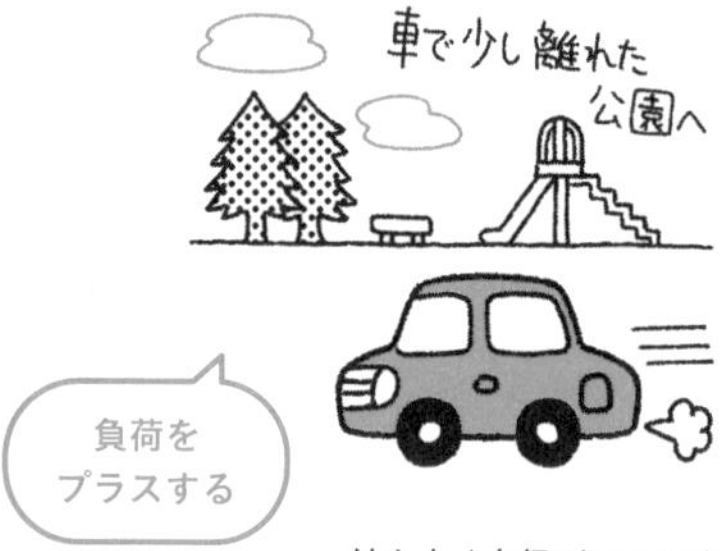
車で少し離れた
公園へ
負荷を
プラスする

外を歩く自信がついてきたら、乗り物に乗るなどの負荷をプラスしてみる。

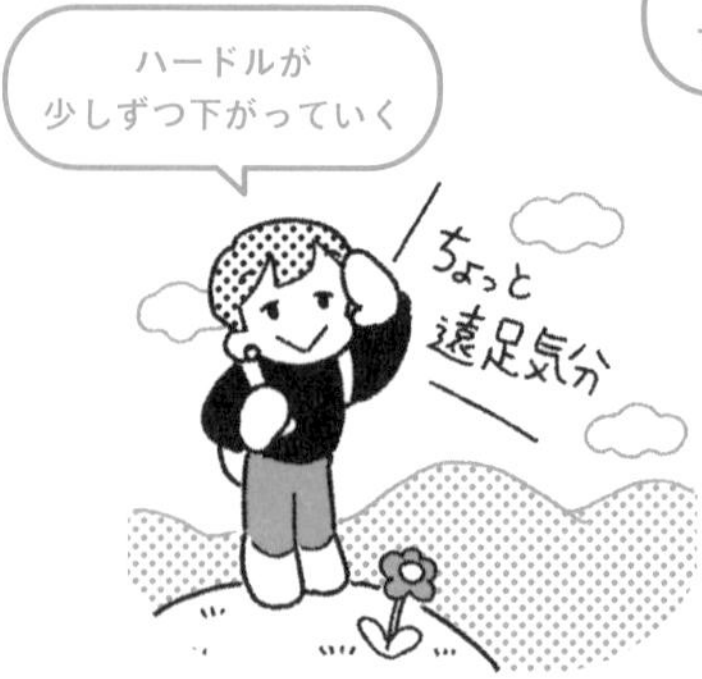
ハードルが
少しずつ下がっていく
ちょっと
遠足気分

段階的に負荷を足すうちに、気づけば外出に対するハードルも下がっているはず。

お散歩するうちに、外出へのハードルが徐々に下がる

家から離れるのが怖いという場合には、どこまで離れると不安になるのか試してみて、その場で呼吸法やリラクセーション法の練習をするというのはいかがでしょうか。

お守りがないと外出できないという場合には、まずは「お守りなしで5分散歩する」というように不安階層表を利用すれば、それがお守り卒業の第一歩にもなります。

徐々に出かける距離を伸ばすなどして自信がついてきたら、乗り物や買い物などの課題をプラスするのもおすすめです。私は、**自信がついてくるごとに「今日は車で公園まで行って歩こう」「公園の帰りにスーパーに寄ってみよう」など、1つずつ負荷を加えるようにしました。そうするうちに、外出に対するハードルが自然と下がっていったように思います**。

お散歩のいいところは、こうして細かくマイペースに目標を更新していけるところですね。曝露療法の足掛かりにもうってつけです。

4

最強の乗り物マニュアル

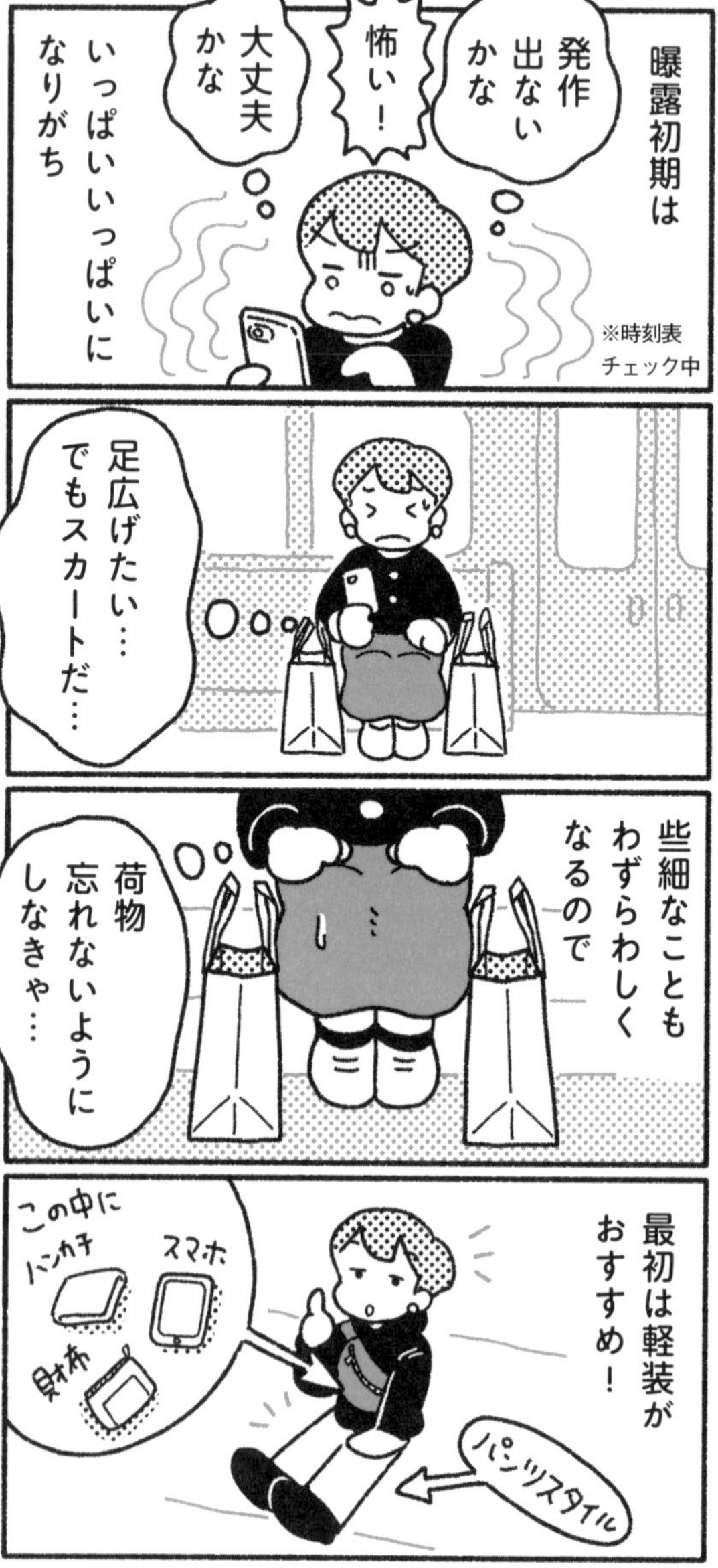
曝露初期は
※時刻表チェック中
発作出ないかな
怖い！
大丈夫かな
いっぱいいっぱいいっぱいになりがち
足広げたい…でもスカートだ…
些細なこともわずらわしくなるので
荷物忘れないようにしなきゃ…
最初は軽装がおすすめ！
この中に
ハンカチ
スマホ
財布
パンツスタイル

軽装、荷物は少なめでチャレンジ

乗り物で曝露療法を進めていこうという人も、きっと多いですよね。私もかなりたくさんの時間を、乗り物チャレンジに費やしました。

ここで、実際に私が感じた印象やおすすめポイントを紹介しますので、よければチャレンジに踏み出すときの参考にしてみてください。

まず、曝露療法全般にいえることですが、服装はけっこう大事だと思います。とくに最初のうちは予期不安も強く出ますし、そのまま発作に至ることもあるので、呼吸法やリラクセーション法で、いっぱいいっぱいになりがちです。

そういうときには、「足を広げたいけどスカートだし」とか「降りるときに紙袋忘れないようにしなきゃ」とか、些細なことでわずらわしさを感じたりもしますから、**できるだけ動きやすい服装にしておくのがおすすめです。荷物は小さなショルダーバッグなどにキュッとまとめると、気持ちにも余裕が出ますよ。**

バス・電車は1駅から

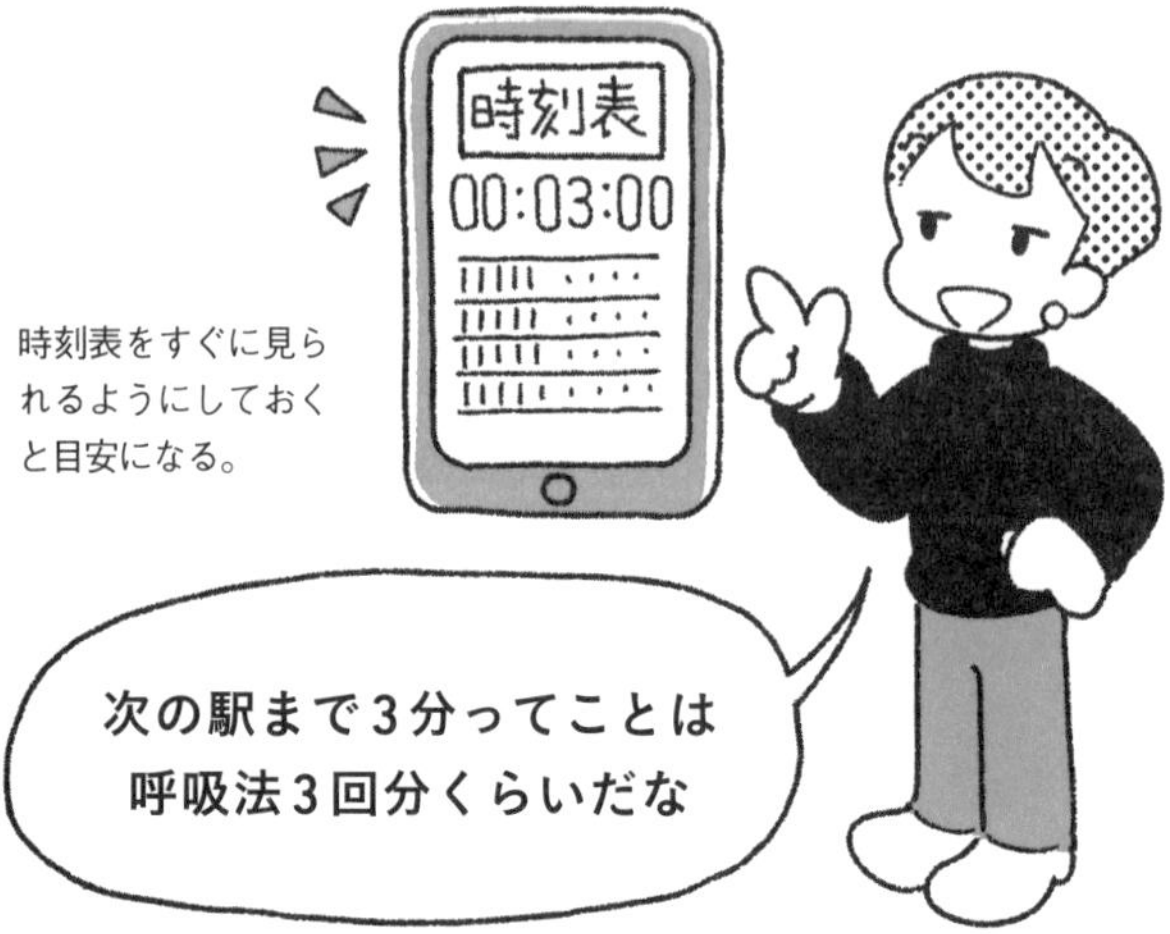
時刻表
00:03:00
次の駅まで3分ってことは
呼吸法3回分くらいだな

時刻表をすぐに見られるようにしておくと目安になる。

バスや電車にチャレンジするときは、1区間からゆるやかにいきましょう。

乗り物では、リラクセーション法より呼吸法に集中するのがおすすめです。スマホに時刻表などのアプリを入れて、いつでも時刻表をチェックできるようにしておくと、**次の駅までの時間が呼吸法の回数の目安になるのでモチベーションが保てます**。

最初は呼吸法さえできれば大成功。少し余裕が出てきたら、呼吸法をやりながら、不安や恐怖、体の症状からできるだけ気をそらさないようにします。

高速道路は1区間から

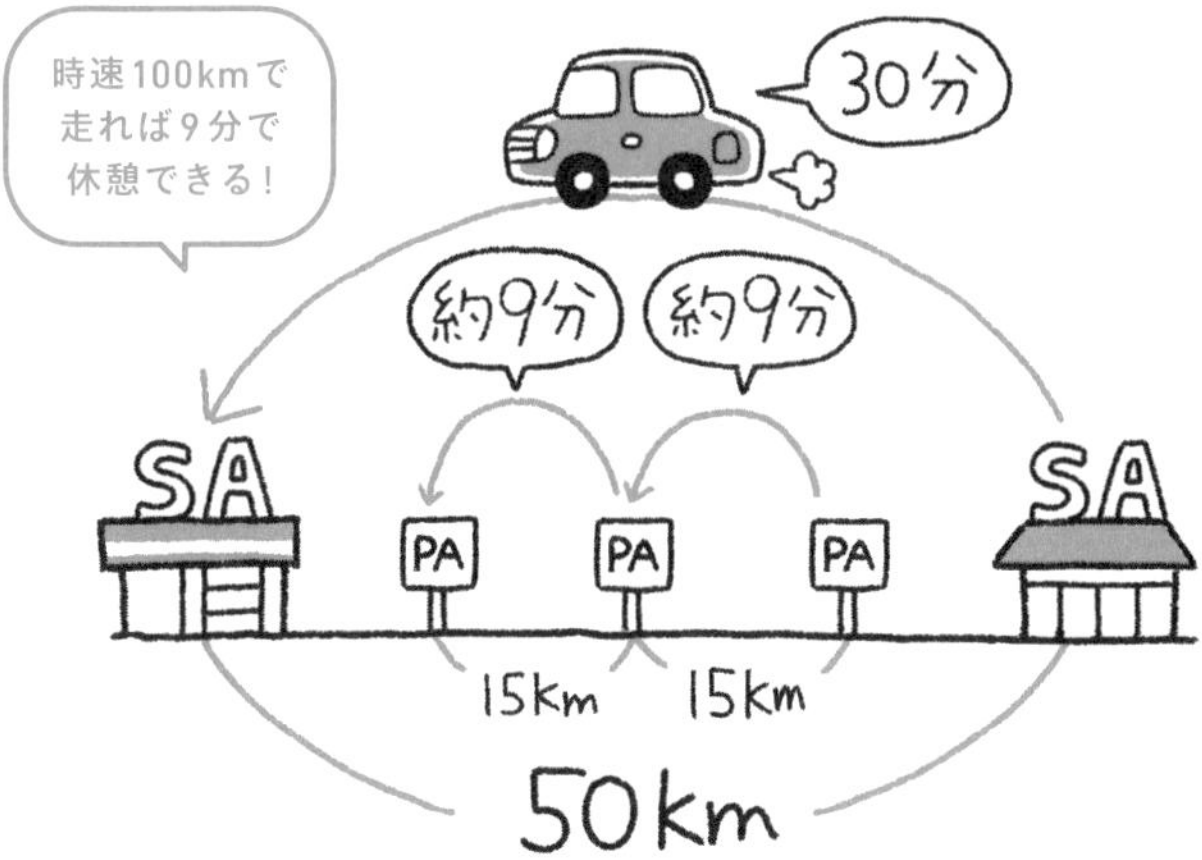
時速100kmで走れば9分で休憩できる!
30分
約9分
約9分
SA
PA
PA
PA
SA
15km
15km
50km

距離、速さを使って、次のパーキングエリアまでの時間を出しておく。それが目安となり、車に乗るときの不安軽減にもつながる。

高速道路にチャレンジするときもまた、あまり混みそうにない時間・区間を選んで、無理せずいきましょう。

最初は誰かに同乗してもらってもかまいません。もしくは誰かに運転してもらい、自分は助手席に乗るところから始めてもいいと思います。慣れてきたら自分で運転したり、距離を伸ばしたりして、ステップアップしましょう。

ところで、高速道路ではサービスエリアを約50kmごと、パーキングエリアを約15kmごとに設置するように決められているそうです。ということは、もし時速100kmで走行した場合、**約9分おきに何かしらの休憩スポットに立ち寄れるということになります**。距離を伸ばすときには、これが目安になるでしょう。

◯飛行機は万全の対策をして搭乗

飛行機の場合は、これまでとちょっと勝手が違います。何度も繰り返し乗る練習ができないので、「慣れる」ということがなかなか難しい乗り物です。

ですから、**最初に乗るときは、ぜひ万全の対策をしていきましょう**。お守りがやっぱり必要だと思ったら、迷わず持参していいと思います。多少安全行動をしても十分にお釣りがくるぐらい、一度のチャレンジでドバッと達成感が得られます(少なくとも私はそうでした)。搭乗前からかなり強い予期不安を感じるかもしれません。ただ、**やることは他の乗り物のときと同じです**。きちんと座席も確保できますから、リラクセーション法もしっかり実践できます。たしかなのは、発作が起きても起きなくても

飛行機は目的地に必ず着く

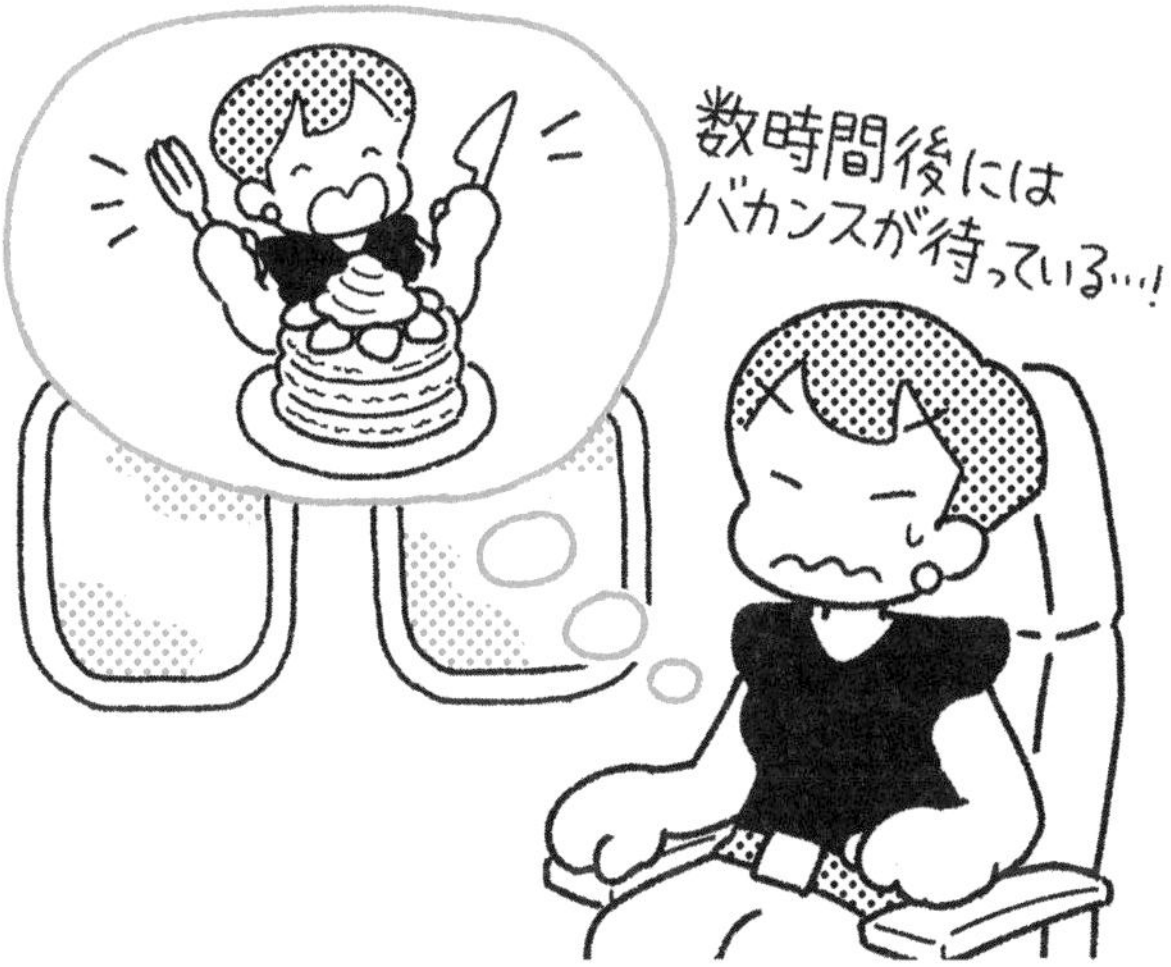
数時間後にはバカンスが待っている…!

飛行機は空港に到着するし、そのとき自分は飛行機から降りられるということ。「数時間後にはきっと旅行を楽しんでいるはず!」。そう考えると、私はちょっと気分が落ち着きました。

いずれにせよ、曝露療法は発作が起きなければ成功というわけではありません。大事なのは不安や恐怖をできるだけちゃんと感じること。そして「どんな場合でも自分には対処する力があるんだ」というのを実感することです。

その点を念頭に置いて、じっくり乗り物練習を続けてみてください。

5 曝露療法はまさにドラクエである

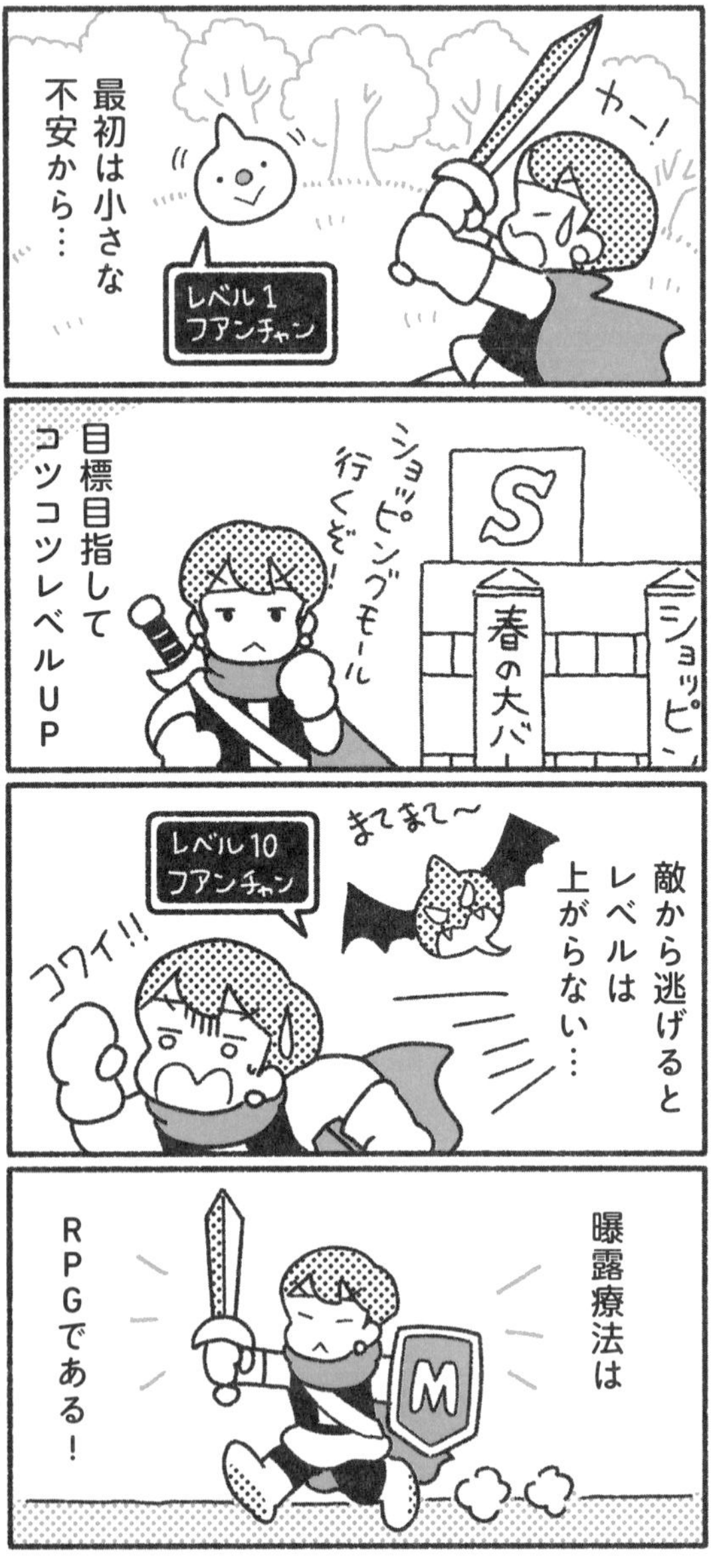

ヤー!
最初は小さな不安から…
レベル1 フアンチャン
ショッピングモール行くぞ!
S
ショッピ
春の大バ
目標目指してコツコツレベルUP
敵から逃げるとレベルは上がらない…
まてまて〜
レベル10 フアンチャン
コワイ!!
曝露療法は
M
RPGである!

曝露療法もゲームも、コツコツレベル上げするもの

いきなりですが、私はテレビゲームが好きです。それでふと思ったのです。そういえば曝露療法って、ものすごくRPG（ロールプレイングゲーム）みたいだったぞと。

みなさん、RPGはご存じでしょうか。「ドラゴンクエスト（ドラクエ）」などがとくに有名ですよね。

RPGというのは、スライムのような弱いモンスターと戦ってレベルを上げるところから始まります。いきなり魔王に突っ込んでいくことはありません。コツコツと経験を重ねながら、一歩ずつ広い世界へ旅立っていくのが王道のストーリーです。

曝露療法の基本もまったく同じ。身近な不安や恐怖から対峙して、段階的にレベルを引き上げていきます。いきなり飛行機に乗るなんて、やっぱりできません。

当時はそれほど意識しなかったのですが、こうして考えてみると、曝露療法はつくづくRPGなのです。

予期不安や発作が出ても落ち込まないでいられる

そもそも、RPGではモンスターをやっつけないと経験値は得られません。経験値をためてレベルを上げなければ、なかなか強くなれずイベントもこなせません。モンスターと戦うのを避け続けていたら、物語は結局ちっとも進まないわけです。

これって、曝露療法にも置き換えられますよね。モンスターは予期不安や発作です。予期不安や発作を怖がって回避を続けると、目標がなかなか達成できず、回復に近づいていきません。

また、ずいぶんレベルが上がったのに、いつまでも弱いモンスターを相手にし続けていたら、スムーズに経験値がたまらないということもRPGにはよくあります。

曝露療法もまた、そのときのレベルに合わせてちょうどいい目標に取り組む必要があるので、その点でもよく似ています(75%ルールですね)。

こう考えると、曝露療法にはモンスターや経験値といった概念がしっくりきます。

やればやるだけレベルも上がる

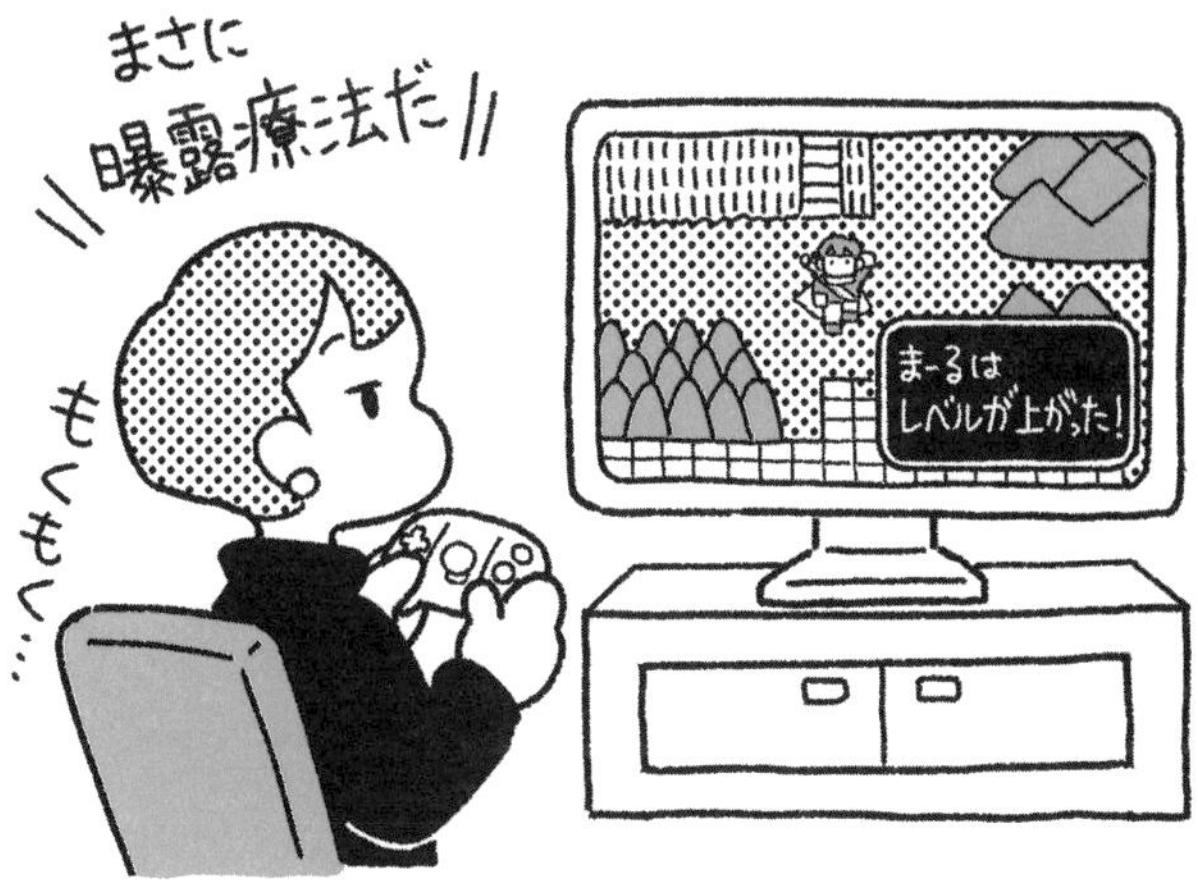
まさに
曝露療法だ
もくもく…
まーるは
レベルが上がった!

不安モンスターとコツコツ戦わなければレベルは上がらない。だから不安や恐怖は出ても大丈夫。

予期不安や発作が出ると落ち込んでしまうという話もときどき耳にしますが、一方で私はそういう感覚をあまり味わったことがないのです。それは、頭のどこかに「曝露療法＝ＲＰＧ」という感覚があったからかもしれません。冗談みたいな話ですが、本当にそう思います。

予期不安や発作はモンスターのようなものです。**モンスターと出会うこと自体は失敗でも何でもない**ので、もし予期不安や発作が出ても、落ち込まないでくださいね。

曝露療法スタンプカード

コピーして使える！

不安階層表の目標を1つクリアしたらシールを貼るなどしてみましょう。「症状から気をそらさなかった」というのを1ポイントにするのもおすすめです。

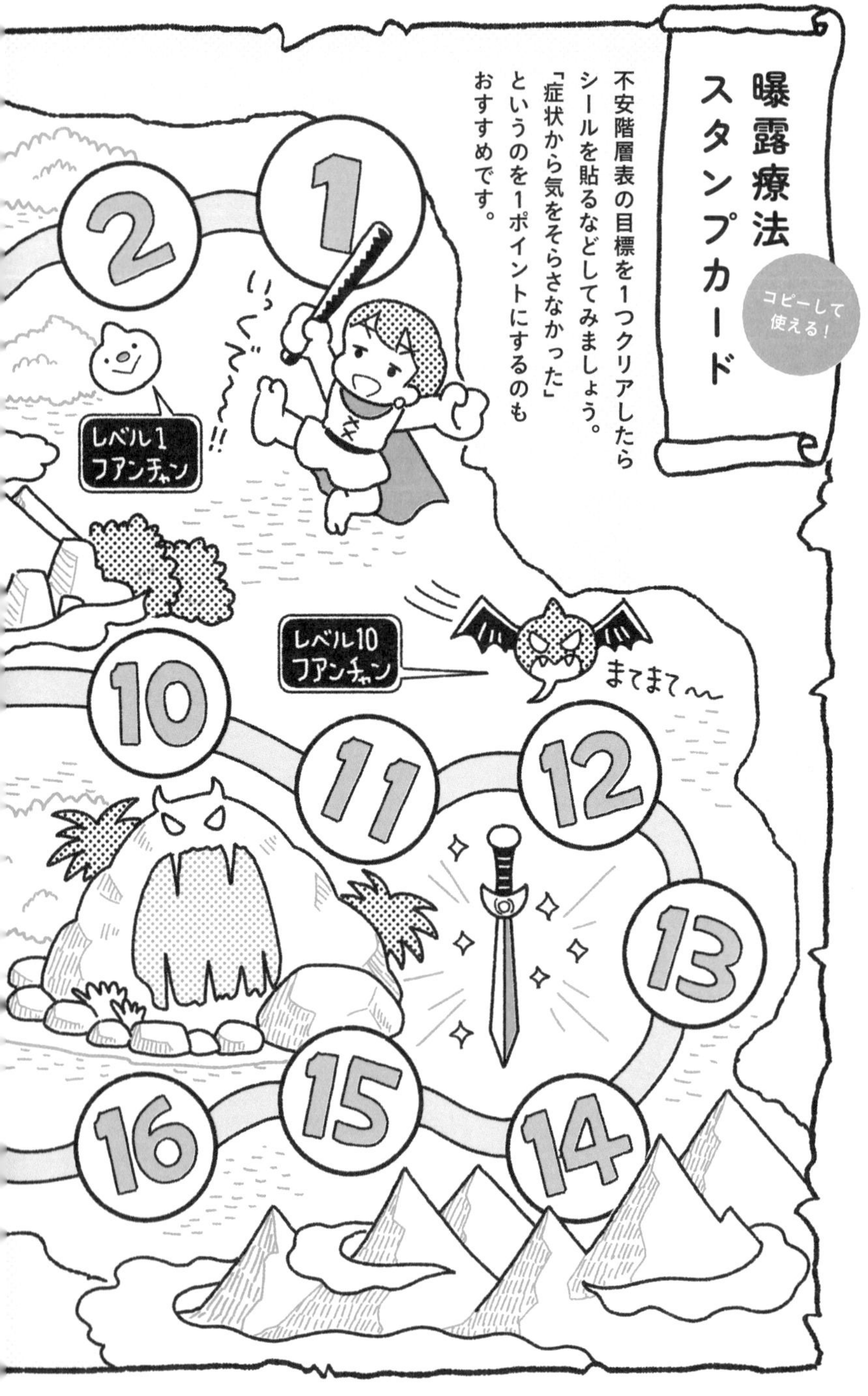

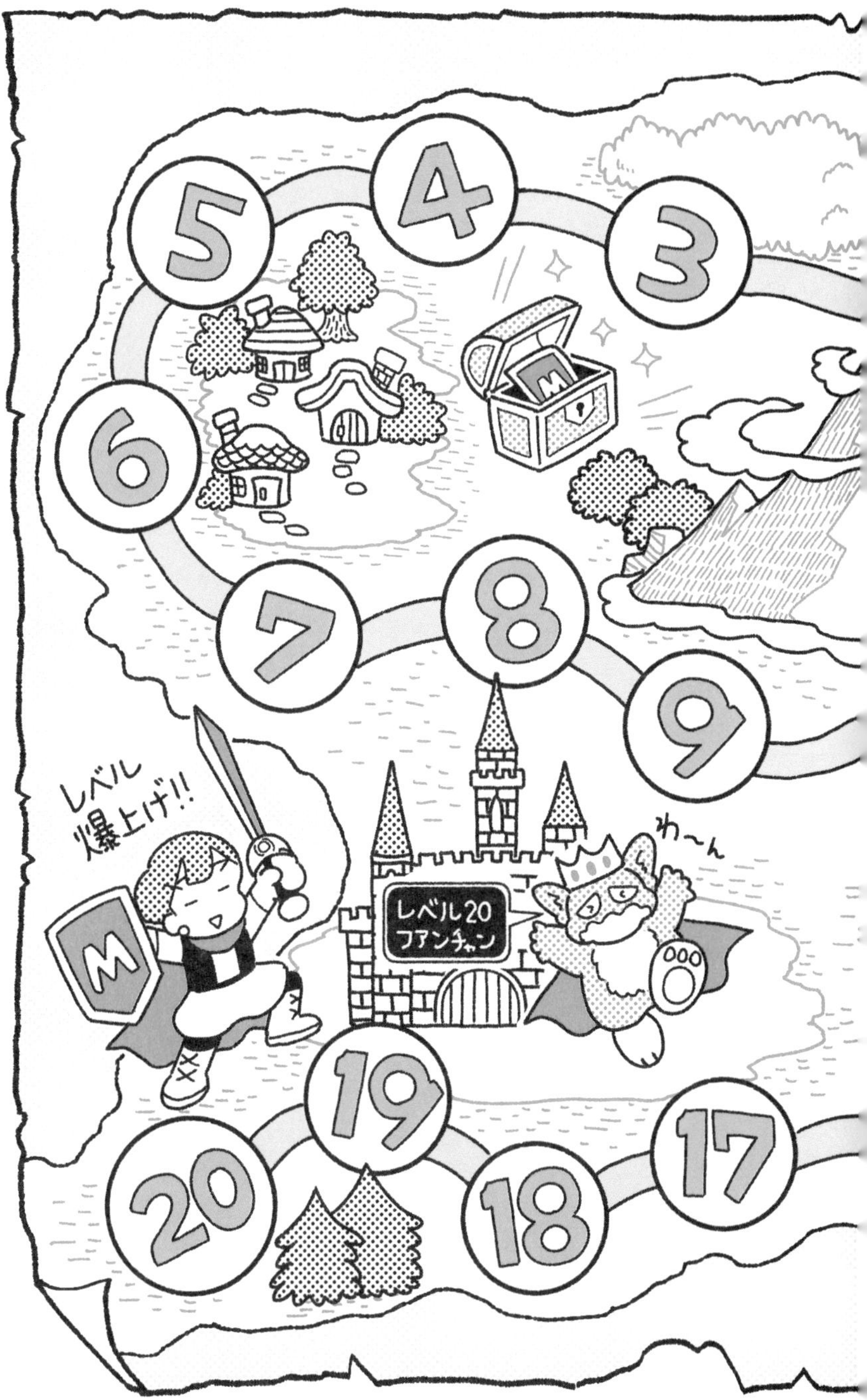
5
4
3
6
7
8
9
レベル
爆上げ!!
わ〜ん
レベル20
ファンチャン
19
20
18
17

COLUMN 4

曝露療法は三段構えでやっていた

私の曝露療法は、なんとなく三段構えになっていました。

① 日頃からコツコツやるもの

② 週に1回くらいやるもの

③ 3カ月に1回くらいやるもの

まず、①はお散歩、車の練習、自律訓練法など。これはとくに目標を立てず、その日の調子に合わせて気ままに続けていました。そして、②は不安階層表のハードルの実践、③は旅行などの大きなチャレンジです。

①と②で自信がついてくると、ちょうど3カ月に1回ぐらいのスパンで「旅行に挑戦してみよう！」という気分になったんです。当時はまったく意識していなかったのですが、振り返れば見事に三段構え。きっとこれが、自分にとってちょうどいいペースだったんだろうと思います。

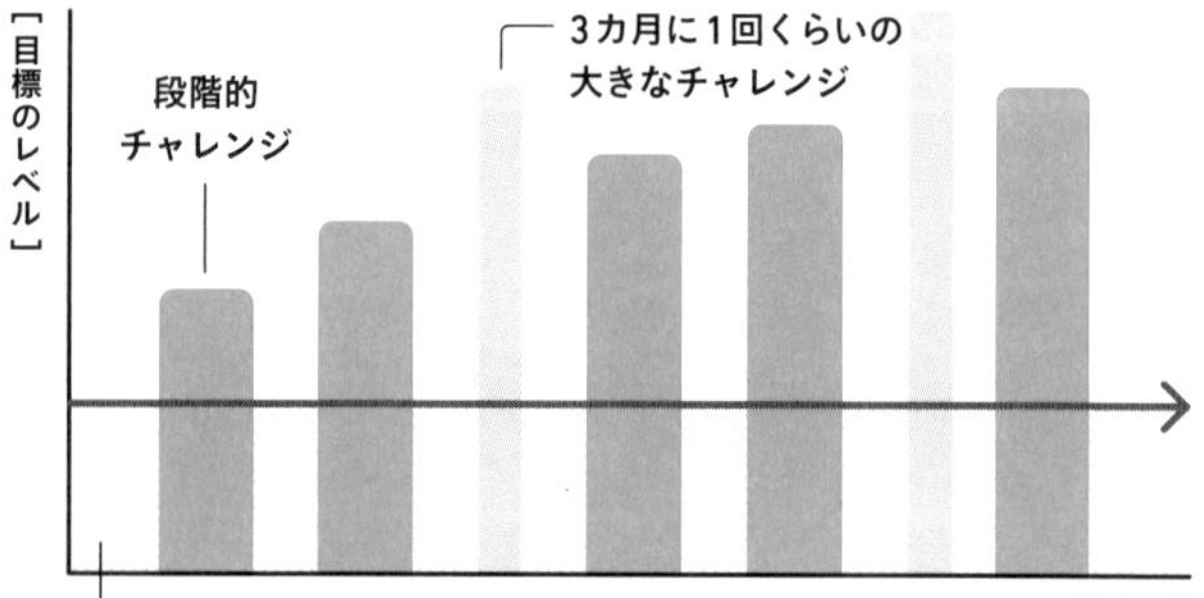

| PART |

4

認知再構成法

不安はどこから
やってくる？

1

「また発作が起きたら…」という不安は自動的にわき起こる思考

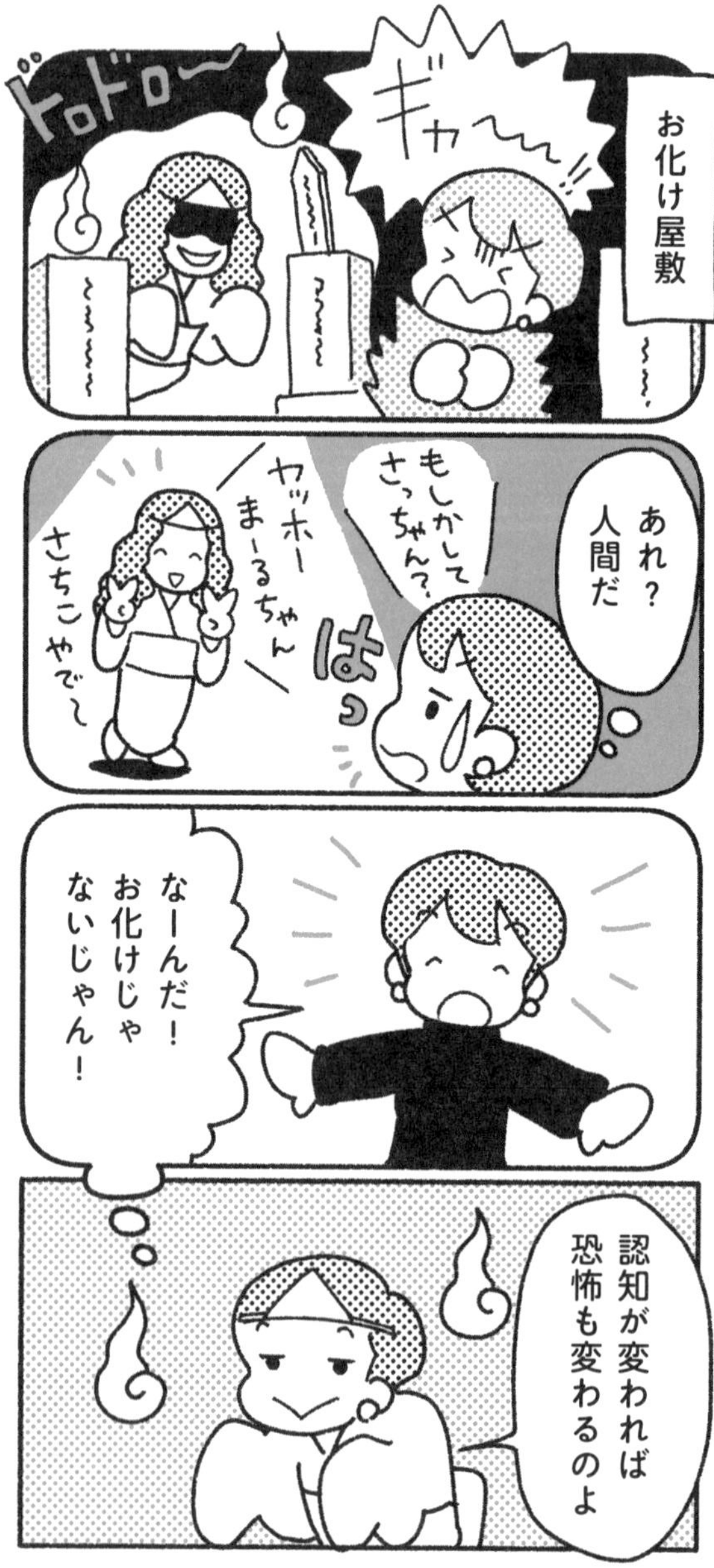

お化け屋敷
ドロドロ〜
ギャ〜〜〜!!
あれ？人間だ
もしかしてさっちゃん？
ヤッホーまーるちゃん
さちこやで〜
はっ
なーんだ！お化けじゃないじゃん！
認知が変われば恐怖も変わるのよ

不安を呼び起こすのは場所や状況ではない

パニック症では、「苦手な場所や状況に直面すること」によって不安や緊張が生まれると思いがちです。でも実は、不安や緊張などの感情を引き起こしているのは、場所や状況ではありません。その場所や状況に対して「どう考えるか」というのが直接のきっかけになっています。

例えば、お化け屋敷を想像してみてください。「どうせぜんぶ作り物でしょ」と考えるより、「本当にお化けが出そうだな」と考えるほうが怖さを感じやすそうな気がしますよね。つまり、**その怖さを引き起こしているのはお化け屋敷そのものではなく、お化け屋敷に対する「考え」だということです**。

これを踏まえて、ここではパニック症の不安について「自分がどう考えているのか」、そして「それをどうとらえ直せばいいのか」を見つめていきます。**そうやって不安を解消していく際の手助けになるのが「認知再構成法」です**。

行動は自動思考の影響を受ける

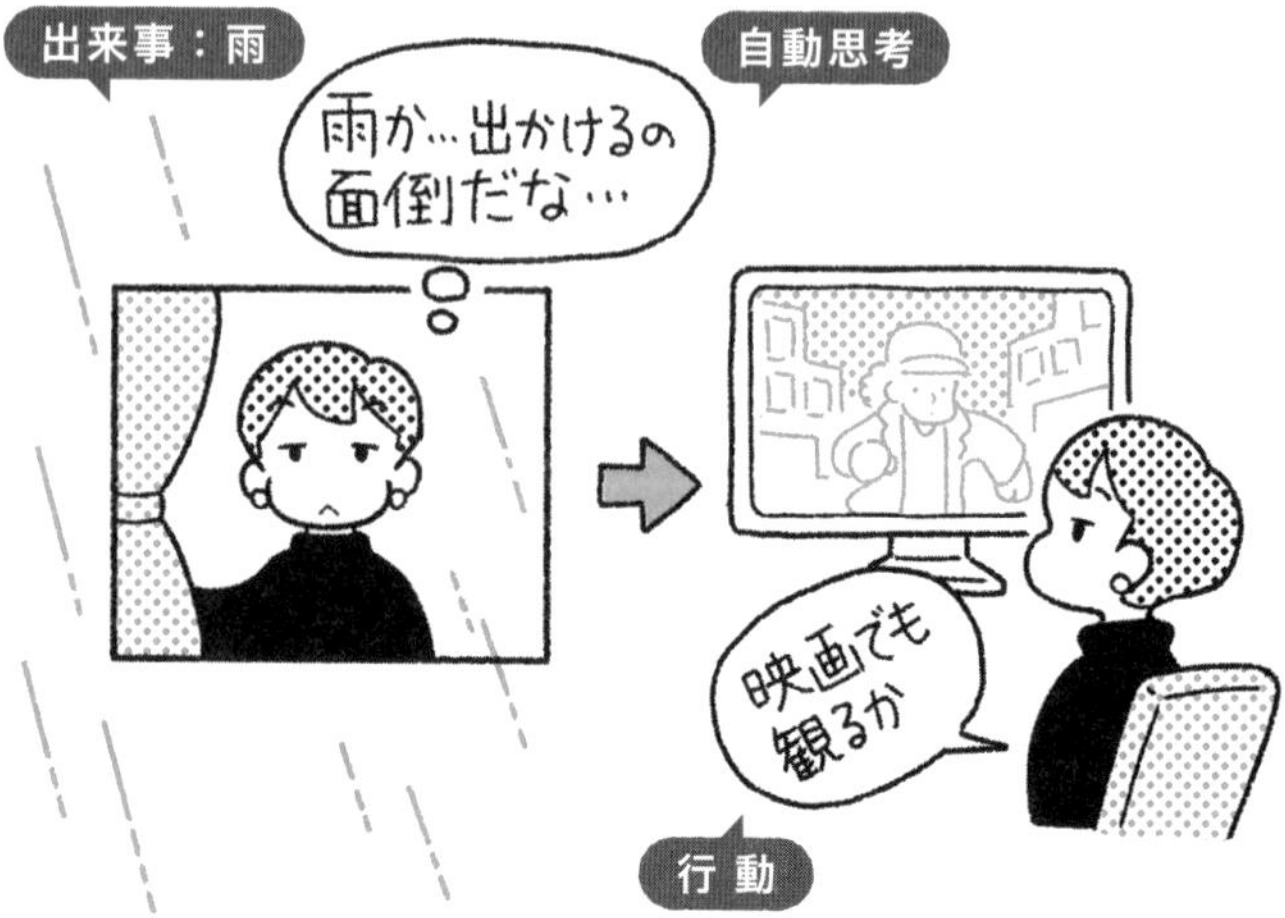
出来事：雨
雨か…出かけるの面倒だな…
自動思考
映画でも観るか
行動

人間の行動や感情は、つねに「思考（考え）」の影響を受けています。

朝、カーテンを開けたら雨が降っていたとします。このとき「雨に濡れるのはイヤだなぁ」と考えると、出かけるのが億劫になります。そして、その日は自宅で映画を観ようということになったりします。思考と感情と行動が関連していることがわかりますね。

このように、**出来事に対してパッと自動的にわき起こる考えのことを「自動思考」（前述の例では「雨に濡れるのはイヤだ」という考え）といいます。**

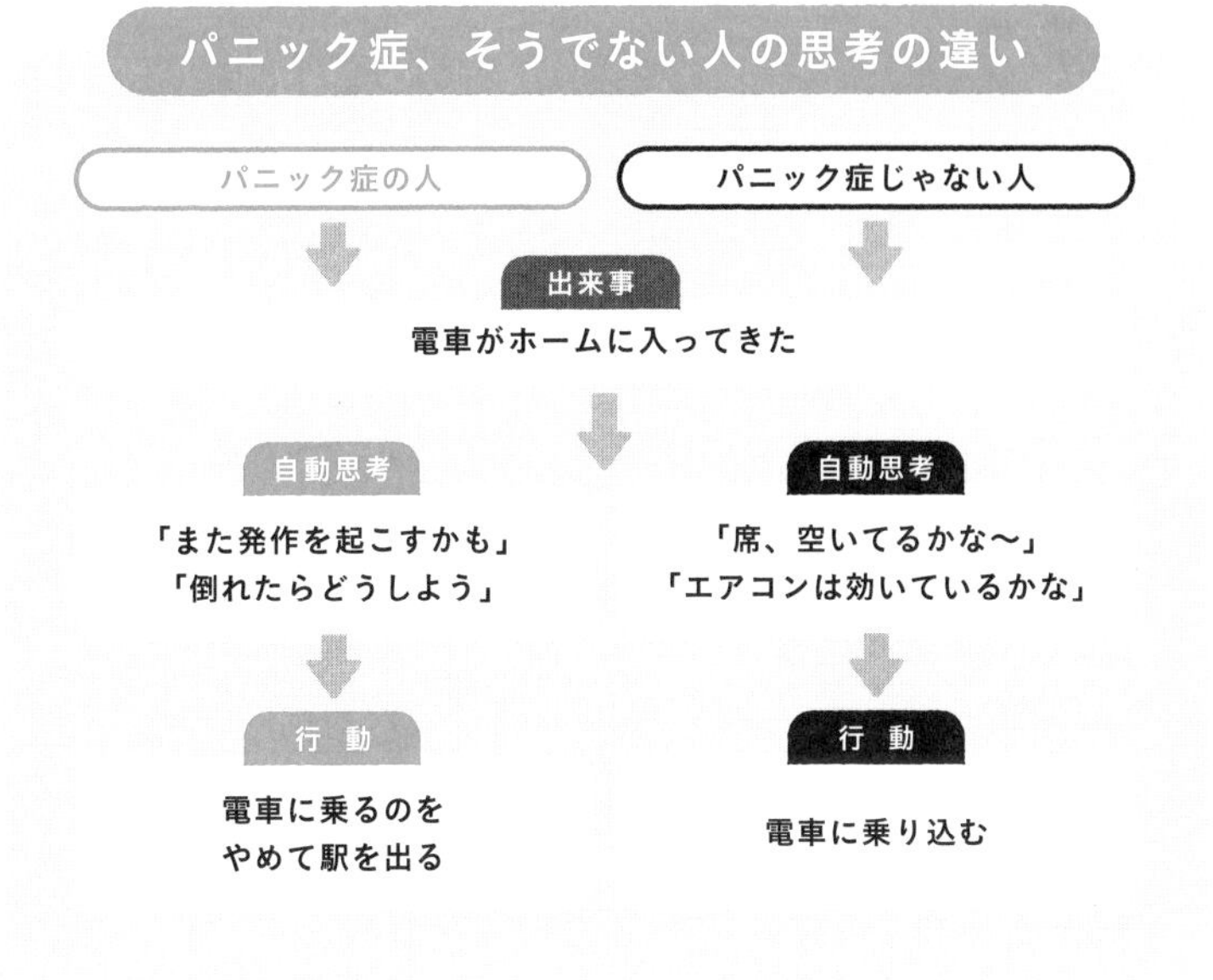
パニック症、そうでない人の思考の違い
パニック症の人
パニック症じゃない人
出来事
電車がホームに入ってきた
自動思考
「また発作を起こすかも」
「倒れたらどうしよう」
自動思考
「席、空いてるかな～」
「エアコンは効いているかな」
行　動
電車に乗るのを
やめて駅を出る
行　動
電車に乗り込む

苦手なシチュエーションに直面したときにも、さまざまな自動思考がわき起こります。電車が苦手な人なら、いざ電車に乗り込もうとしたとき「また発作を起こすかも」「倒れたらどうしよう」などという考えがわき出てきますよね。一方、パニック症じゃない人はそんなことを考えもせずに「今日はちょっと混んでるな」などと思いながら、平然と電車に乗り込むでしょう。

同じ出来事であっても、自動思考はその人によって異なるのです。でもそれって、なぜなのでしょう。

2 不安の根っこにある「スキーマ」を覗いてみよう

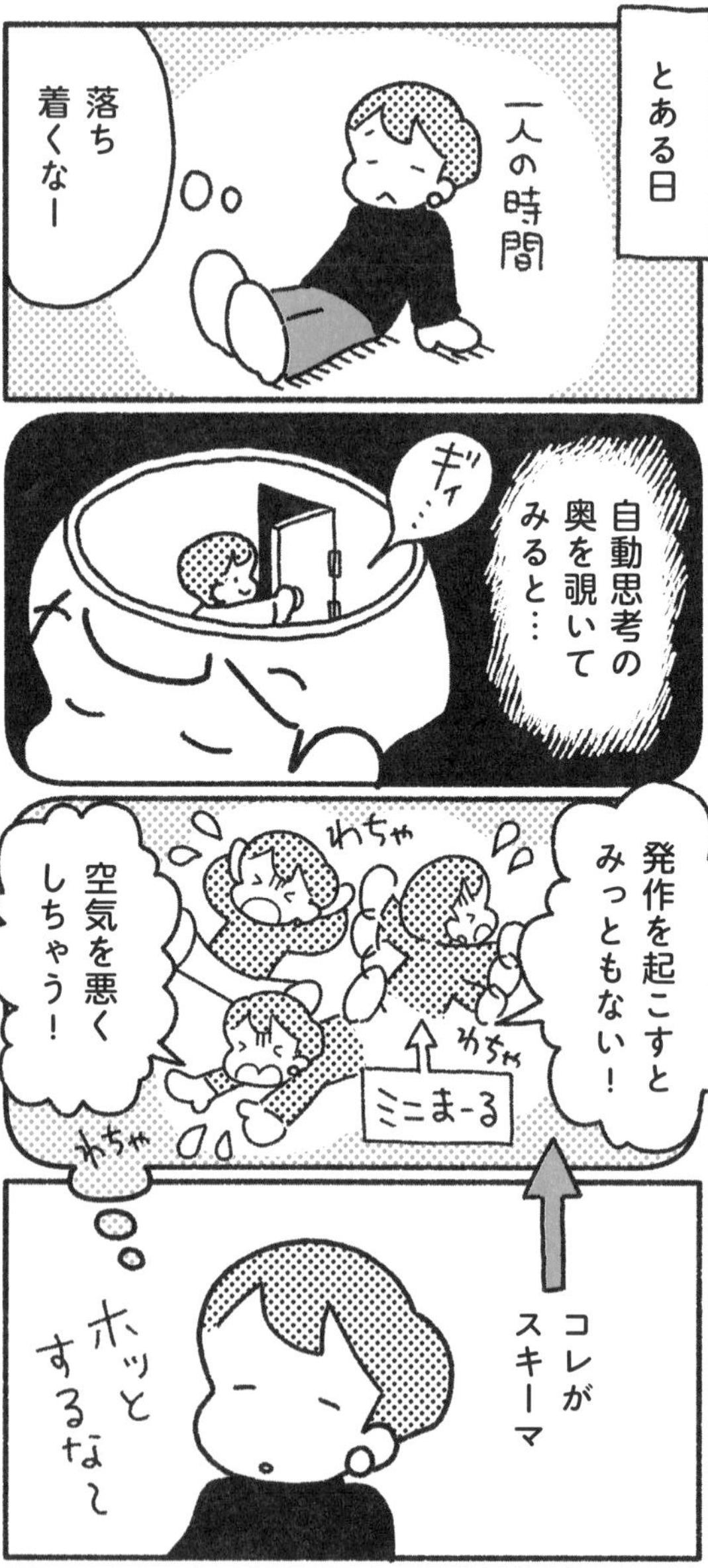
とある日
一人の時間
落ち着くなー
自動思考の奥を覗いてみると…
ギィ…
発作を起こすとみっともない！
わちゃ
わちゃ
空気を悪くしちゃう！
ミニまーる
わちゃ
コレがスキーマ
ホッとするな〜

スキーマをとらえ直せば考えかたも変えられる

もう1つ例を挙げてみますね。例えば、友人にLINEでメッセージを送ったとします。すぐに既読になったものの、なかなか返事がきません。

このとき「ああ、忙しいのかもしれないな」と思う人もいれば、「無視された、ひどい！」と思う人もいます。

このように、**同じ出来事への自動思考が人によって異なるのは、実はその根っこにそれぞれの別の考えを持っているからです。この根っこの部分の思考を「スキーマ（信念）」といいます**。認知心理学の専門用語の1つで、「先入観」や「価値観」とも意味が少し重なるかもしれません。

前述の例で後者の人は「無視された！」とずいぶんネガティブな反応をしていますね。もしかすると、根っこに「嫌われているかも」などといった悲観的なスキーマを抱えているのかもしれません。

自動思考はスキーマから生まれる

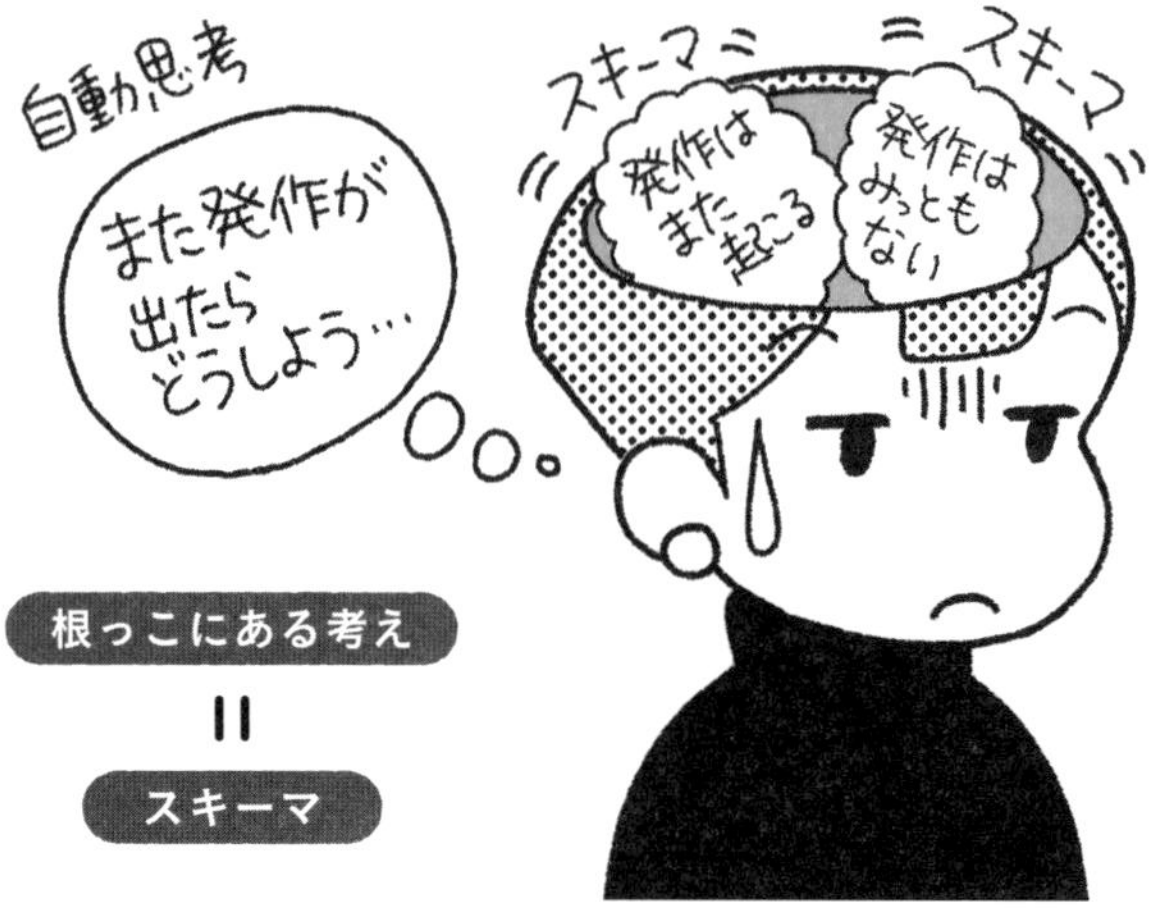
自動思考
また発作が出たらどうしよう…
スキーマ
発作はまた起こる
スキーマ
発作はみっともない
根っこにある考え
＝
スキーマ

認知再構成法は、おもにこのスキーマの部分に注目します。**自動思考を変えていこうというときには、まずスキーマを検証する必要があるからです。**

「考えかたを変えるのは難しい」とよくいいます。自動思考だけを見つめると、それも事実。でも、スキーマに注目すると案外そうでもないのです。

スキーマは、自分が強くそう信じ込んでいるだけで、実際にはほとんど事実ではありません。思い込みであるからこそ、論理的に打ち消し、別の視点でとらえ直すことができるのです。

スキーマを客観的に見つめると、根拠のなさに気づける

では、パニック症のスキーマには、どんなものがあるでしょうか。

PART0でも触れましたが、私は当時「誰かと一緒に行動する」のが苦手でした。**「誰かと一緒のときに発作が起きたらみっともない」と思っていたので、できるだけ一人でいたかったのです。これがまさにスキーマだといえますね。**

逆に「一人きりになるのが怖い」という自動思考が出る人もいるかと思います。そういう場合はきっと、「一人のときに発作が起きても、誰にも助けてもらえない」といったようなスキーマがあるのではないでしょうか。

でも、**どちらのスキーマにも根拠はありません**。発作は本当にみっともないものなのか？　発作は本当に一人ではどうにもならないものなのか？　そうやってフラットな視点で見つめてみると、そのほとんどが否定できるものだということに気づくはずです。そうすれば、自然と別の考えが思い浮かんでくるでしょう。

TRY!

認知再構成法

何が不安で怖いのかを自分でたしかめる

それでは実際に認知再構成法をやってみましょう。

まず、「どうしよう」「イヤだな」「とにかく怖い」というような自動思考を思い出してみます。そして、**そこから一歩踏み込んで「何がどうなるのが不安で、怖いのか」に注目します**。この部分がスキーマです。スキーマは1つだけではないでしょうから、思いつく限り書き出します。次は、そのスキーマに疑問を投げかけて、理論的に反論します。自動思考はどのように変化したでしょうか。行動にはどんな影響が出そうですか？ 116ページに例題を用意したので、実際に書き込んで練習してみましょう。

認知再構成法のやりかた

1

自動思考に対して、どうして自分はそう感じたのかを考えて、スキーマを探る。

自動思考＝予期不安

「ここで発作が起きたらどうしよう」

（どうしてそう思うの？）

「だって、発作を
見られたらみっともないし!」

（これがスキーマ）

2

気づいたスキーマに対して「本当にそうなのか？」と疑問を投げかける。

スキーマ

「発作はみっともない」

（待った！本当にそう？）

「自分の友達に起こったら
みっともないと思う？」

「みっともないことはいけないこと？」

3

客観的事実に基づいて、スキーマに反論する。

反論

「もし誰かが発作を起こしていても、
みっともないとは思わない」

「みっともないことが悪いという
はっきりとした理由はない」

4

スキーマや自動思考が変化する。

別の考え

「発作はみっともないというわけじゃ
なさそうだ」

「もし発作を起こしそうになったら、
誰かの手を借りてみようかな」

TRY!

自分のスキーマに「待った!」をかけてみよう

不安が出やすい状況を例に、認知再構成法を
試してみましょう。ぜひ実際に書き込んでみてください。
スキーマを置き換える練習になるはずです。

［状況］すぐに降りられない急行電車に乗る

0 状況を想像すると、どんな不安が起こりますか？

例 発作が起きてしまうかも、発作が起きたら迷惑をかけてしまうかも、発作で変なことをしてしまうかも、など。

1 書き出した不安から1つ選び、どうしてそう思うのかを考えてみましょう。

例 電車に乗るといつも発作になるから絶対また起きる、不安や発作で気分が悪くなったらきっと周りの人は迷惑だ、など。

待った!

② ①の考えは本当に正しいのか、その通りになる可能性はあるのか、自分に質問してみましょう。

例 本当に電車に乗ったら必ず発作が起きるのか?、気分が悪くなったら周りの人は本当に迷惑に感じるのか? など。

③ 客観的事実をもとに、②の質問に反論しましょう。

例 過呼吸を抑えられたら発作は起きない、周りの人が本当に迷惑だと思っているのかは実際にはわからない、など。

④ ①の考えは、どう変化しましたか?

例 呼吸法をすれば電車でも発作は抑えられそうだ、周りの人がどう思っているかはわからないのだし考えてもしかたない、など。

MAARU'S VOICE

いろいろな例で練習してみてください。要領がわかってくると、②の質問もたくさん浮かんできたりします。例えば、「迷惑だと思われたら何が困る?」とか「迷惑をかけたくないのはなぜ?」のように。

3 スキーマは何層にも重なっている

1つひとつに反論していくことが大切

実は、**スキーマは何層かに重なっていることがとても多いものです**。その場合には、ちゃんと思考に反論できるまで何枚もスキーマをめくっていく必要があります。例を挙げて説明しますね。

「電車に乗ると発作が出るかもしれない」というスキーマを眺めてみましょう。これに対して「乗ると本当に、必ず発作が出るのか？」という疑問を投げかけて反論します。発作は呼吸法やリラクセーション法で物理的に抑えることができますから、「必ず出る」とはいえないはずです。

一応これで、最初のスキーマに反論することはできました。でも、なんだかモヤモヤしませんか? たしかに必ず発作が出るとはいえないけれど、だからって絶対に出ないともいいきれませんから。そこで、あらためてスキーマを覗いてみましょう。「じゃあ実際に発作が出たとして、自分はその何を怖がっているのだろう」と考えてみます。すると、また別のスキーマが見えてくるでしょう。

「発作が出ると一人ではどうしようもないから怖い」「倒れて迷惑をかけてしまうかも」「変なことをしてしまうかも」「発作を見られたら恥ずかしい」など、いろいろな考えが思い浮かぶのではないかと思います。そうしたら、**また1つひとつ疑問を投げて、反論していけばいいのです**。「呼吸法を覚えれば発作は一人でも対処できるはず」「倒れたときに迷惑だと感じる人はそれほど多くないはずだ」「混乱もまた酸欠の症状だから、実際に変になったりはしない」とか、そんなふうに。

モヤモヤが消えないときは、不安を呼ぶスキーマがまだ隠れているサイン。納得のいくまでスキーマに反論できれば、自然と不安も和らぎますよ。

4 「発作」に対するスキーマと「自分」に対するスキーマ

スキーマは思い込みのようなもの

こうやって細かく取り出していくと、スキーマは大きく2パターンに分けられるようです。**1つは「発作に対する極端なスキーマ」**、**もう1つは「他者評価・自己評価にまつわるスキーマ」**です。「発作に対する極端なスキーマ」には、例えば「発作を起こしたら死ぬかも」や「何か大変な事態が起こるかも」などといったものがありますね。発作に対するネガティブな強い思い込みです。それらは、発作について正しく理解できると、おおむね反論できるでしょう（PART1参考）。「他者評価にまつわるスキーマ」は、例えば「人前で倒れたら嫌われる」とか「情けない姿を見せるのが恥ずかしい」

スキーマや認知行動療法をもっと知れる本

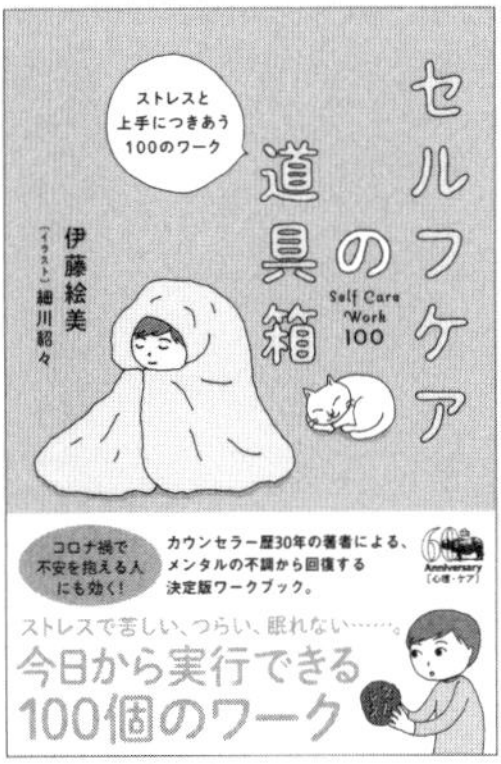

『セルフケアの道具箱』

伊藤絵美(著)/晶文社/2020

メンタル不調から回復するためのセルフケアのワークが100種紹介されている。認知行動療法やスキーマ療法だけでなく、ストレスマネジメントやマインドフルネスなどの理論・手法を学びたい人にもおすすめの1冊。

といったもの。一方、「一人で対処する自信がない」というようなものは「自己評価にまつわるスキーマ」といえそうです。これらは、**いわば「自分」に対する思い込みですね**。さらにその根っこには、「自分は、一人では何もできない弱い人間だ」などというスキーマが隠れていたりもします。その辺りのことは、上に紹介したような専門書もヒントにしてみてください。

評価って、健康を害してまで守らなければいけないものじゃないはずです。自分に優しく、でいきましょう。

5 曝露療法と認知再構成法の切っても切れない関係

認知再構成法で置き換えた思考を曝露療法で体験できる

認知再構成法ではネガティブな思い込みをフラットな視点でとらえ直すということをやってきました。とはいえ、その瞬間スッと不安や恐怖が消えていくわけではありません。置き換えた思考について「本当にそうなんだな」と実感することが必要になってきます。例えば、「南極点ってマイナス90度近くあるんだよ」といわれても、それを実際に体感してみないといまいちピンとこないですよね。**「実感」には、やはり「体験」が必要なのです**。

そう考えてみると、曝露療法は「体験」のためにあるといえるのかもしれません。曝

2つはお互いに作用し合っている

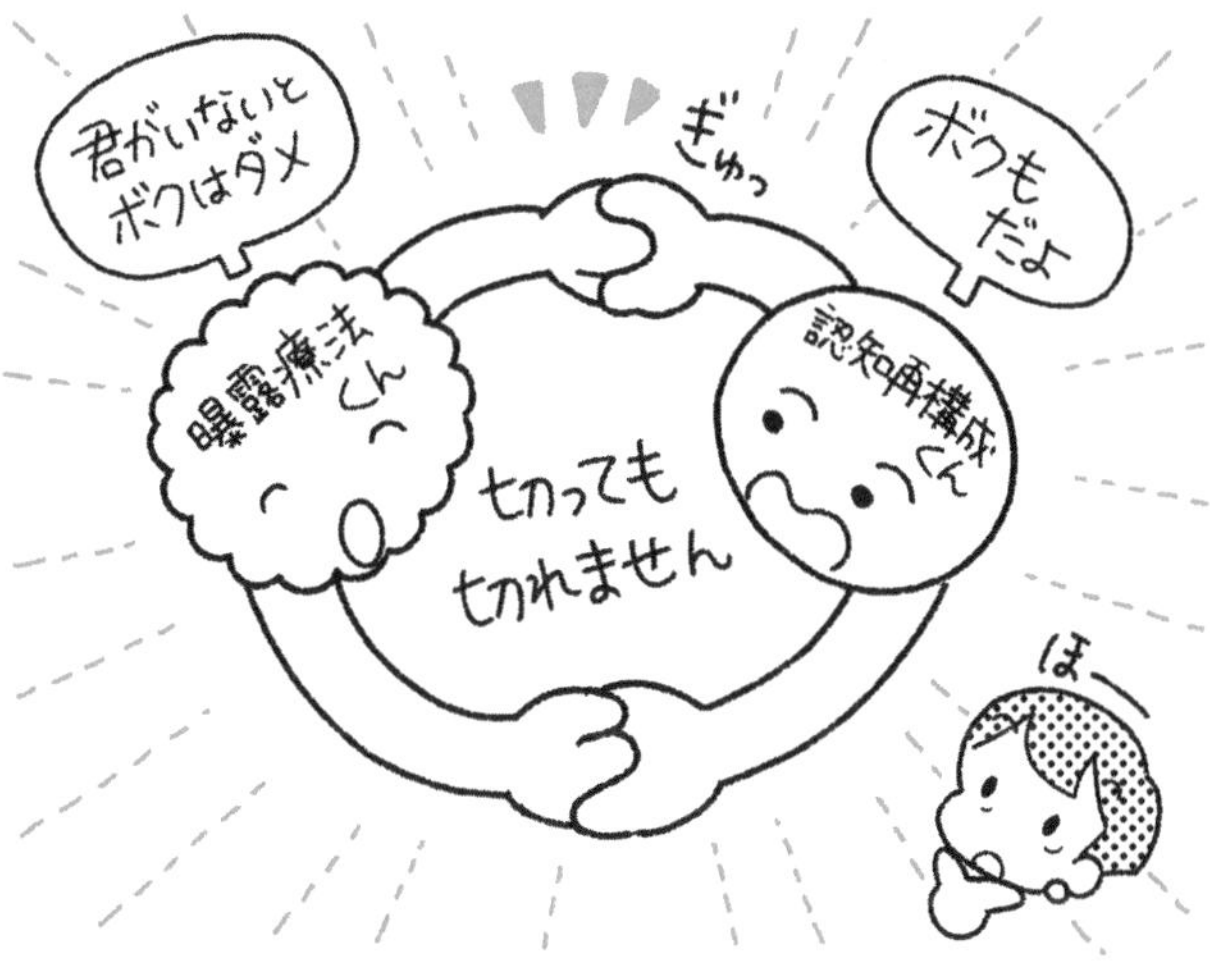

露療法をやると、認知再構成法で置き換えた思考を「やっぱりそうだったんだ」と、たしかめて納得できます。

逆に、**置き換えた思考が曝露療法をやるときの後押しにもなります**。不安で足がすくんだとき、「発作が出ても対処方法がある」と思うと、「よしやるぞ！」と一歩踏み出せたりするのです。

曝露療法と認知再構成法は、互いに支持し合う関係性なのだと思います。認知行動療法をやるときには、これらの2つの要素をできるだけバランスよく実践してみてください。

COLUMN 5

薬物療法を
自己判断でやめてしまうのは危険

安全行動のことなどを考えると「頓服薬は飲んじゃいけない!」と考えてしまいますよね。だけど実際には、精神療法と並んで薬物療法もまた、パニック症などの精神疾患に有効だといわれています。

お薬を飲みながら認知行動療法をやっていくこともできますし、薬物療法と精神療法を一緒にやることで、より回復しやすくなるという話も聞いたことがあります。

ですから「薬は絶対にダメだ!」と信じすぎるのも、あまりよくないのかもしれません。

強く思い込んでしまうと、飲むごとに体や心がむしばまれていくように感じたり、罪悪感を覚えたりするようなこともありえます。それで一気に断薬をすると、その反動でつらい症状が出てくることもありますから。

お薬のことで不安を感じるときは、やはり専門家に相談するのが一番。クリニックを選ぶときに「相談できる先生かどうか」を軸に考えてみるのもいいかもしれません。
「できれば飲みたくない」といった気持ちがあるのであれば、そういうことも含めて、専門家にじっくり相談できるといいですよね。

| PART |

5

回復を助ける！ パニぬけのコツ

1 ストレスをなかなか手放せない人へ

そもそもストレスの原因がわからないことも多い

ここまで不安や発作の具体的な対処法を学んできましたが、もともとその引き金になっているのはストレスだという点も無視できません。日常的なストレスをできるだけためないようにすることも、回復にとって欠かせない要素だと思います。そこで、この章ではストレスの対処法を、私の体験談を交えつつご紹介します。

もしストレスの原因がある程度はっきりしていれば、対策の取りようがあるかもしれません。ただ、そうじゃない人も案外多いのですよね。「ストレスなんてたまっているのかな？　何がストレスなのかわからない」という感じ。私自身もそうでした。

原因を考えるよりも、「行動の目的」を考えてみる

私の場合は、生活環境よりも、おもに自分の考えかたや性格のほうにストレスのタネがあるような気がしていました。

そこで、**「性格なら心理学が役に立つかな」と何気なく注目したのが、アドラー心理学**[※1]**と選択理論心理学**[※2]。実際これには本当に大きな影響を受けました。

アドラー心理学は、「なぜストレスをためやすい性格になったのか」というのをあまり重要視しない心理学です。とにかく「いま」にフォーカスします。**いまとったその行動には「何の目的があるのか」を考えるのです**。なんだか斬新ですよね。でもすごくしっくりきました。「原因を追求しなくていいなら、手っ取り早いぞ」と。

当時は、何かにつけイライラして不機嫌になることがよくありました。そういうとき、ふと立ち止まって「不機嫌を表現する目的」を考えてみたわけです。すると、私の場合それは「自分は納得していないぞ」「もっとわかってくれ」という意思を相手に伝

※1 アルフレッド･アドラーが創始した心理学。個人心理学とも呼ぶ。
※2 ウイリアム･グラッサーが提唱した心理学。行動はすべて自分の選択であると考える。

えたいためだということに気がつきました。自分のことながら、なんだかとても新鮮な発見でした。

それからは「この不機嫌アピールは功を奏しているのか？　普通に言葉で伝えたほうが早いのでは？」というようなことに思いが至るようになりました。それだけで、イライラすることがグッと減ったのです。不思議ですよね。おもしろいです。

行為と思考を選択すれば、感情は自然といい方向に

一方、選択理論心理学の中には「思考と行為は自ら選択している」という考えかたがあります。そして選択した思考と行為が、感情などにも影響を与えているというのです。**つまり「何か」のせいで悲しかったり落ち込んだりするのではなく、その「何か」に対して「どう考えて、どう対応するか」が感情すら左右しているのだと。**ちょっとストイックな理論ですが、私には現状を抜け出す希望に思えました。

アドラー心理学と選択理論を学ぶなら

数ある類似本の中でダントツにわかりやすい！

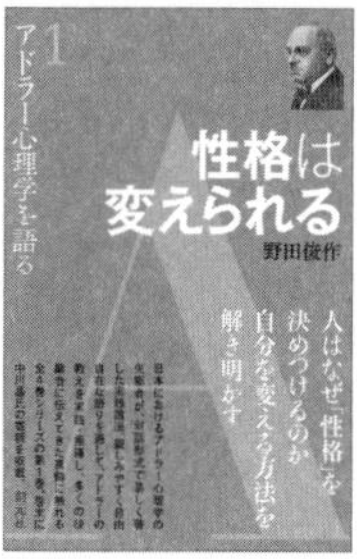

『性格は変えられる
アドラー心理学を語る1』
野田俊作(著)／
創元社／2016

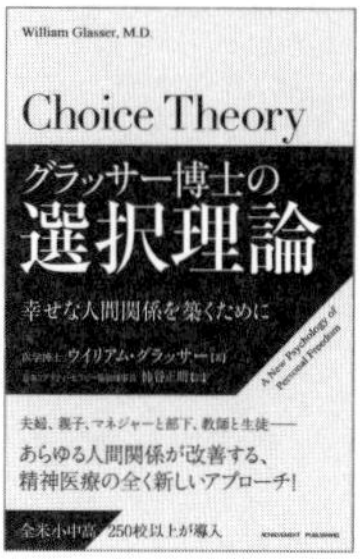

分厚い本なので、最初は拾い読みがおすすめ！

『グラッサー博士の
選択理論』
ウイリアム・グラッサー(著)／
柿谷正期(訳)／
アチーブメント出版／2021

誰かのせい、何かのせいで疾患になってしまった。疾患のせいで毎日つらい。でも、**それがきっかけで、自分や人生を見つめ直すことができた。そうとらえると気持ちがずいぶん軽くなりました。**

この考えが「正しい」というわけではありません。ただ、そうとらえることが、私にとってストレスをためない選択だったということですね。

ストレス対策に心理学、場合によってはなかなか使えますよ。

2 正体不明のストレスがあるなら行動を変えてみよう

自分のいつもの選択を疑ってみる

それにしても、私はまさか自分がパニック発作に至るほどストレスをため込んでいるとは思っていませんでした。パニック症を経験して、しみじみと思ったのです。自分の感覚もあてにならないものだなと。

それで**「自分の選択を疑う」ということを始めてみました**。自分が望んでやってきたことでさえ、実はストレスになっていたのかもしれないと考えたからです。行動や思考を「選択する」という発想は、選択理論を覚えた影響でもありました。

選択とはいっても、それほど大げさなものではありません。これまでと違う旅先を

行動を変えると考えかたも変わる

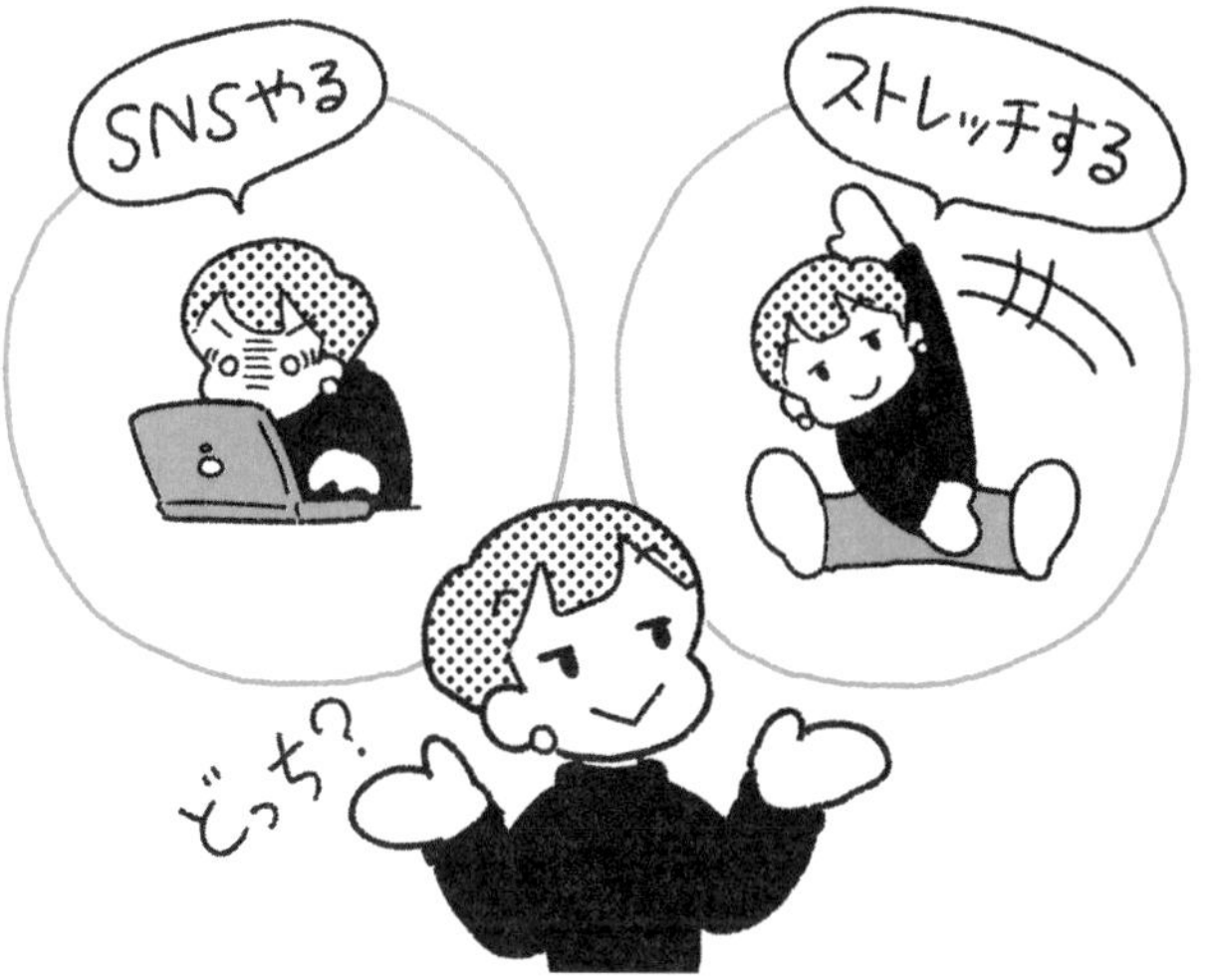

選んでみたり、いつもならこう返事するだろうなというときに別の対応をしてみたり。ほとんど些細なことです。

その中でもとくに、やってみてよかったと思ったのは、**SNSやテレビに費やす時間をグッと減らしたこと。思いのほか、ものすごくスッキリしました。**私自身楽しんでいたはずのSNSやテレビですが、一方ではストレスのもとだったのかもしれません。

「行動を選択する」ことは、それ以来私にとってストレス対策のよいヒントになっています。

3 生きづらさを改善する「スキーマ療法」

自分を助けるもう一人の自分を育てる

「スキーマ療法」もまた、ストレス対策におすすめです。**自分自身に対する思い込み（スキーマ）をひも解いて、普段抱えているストレスや生きづらさを改善させていこうというもの**。121ページで紹介した『セルフケアの道具箱』が実践にはおすすめです。

いつも人に気を遣いすぎて疲れてしまう、何事も完ぺきにこなさなければ気が済まない、つねに誰かと一緒でないと落ち着かない……など、人によってさまざまな悩みごとがありますよね。その根っこにもやはりスキーマがあります（例えば「人の役に立たなければ自分に価値はない」「相手に同調したほうが何事もうまくいく」など）。

その性格も、実はスキーマかも？

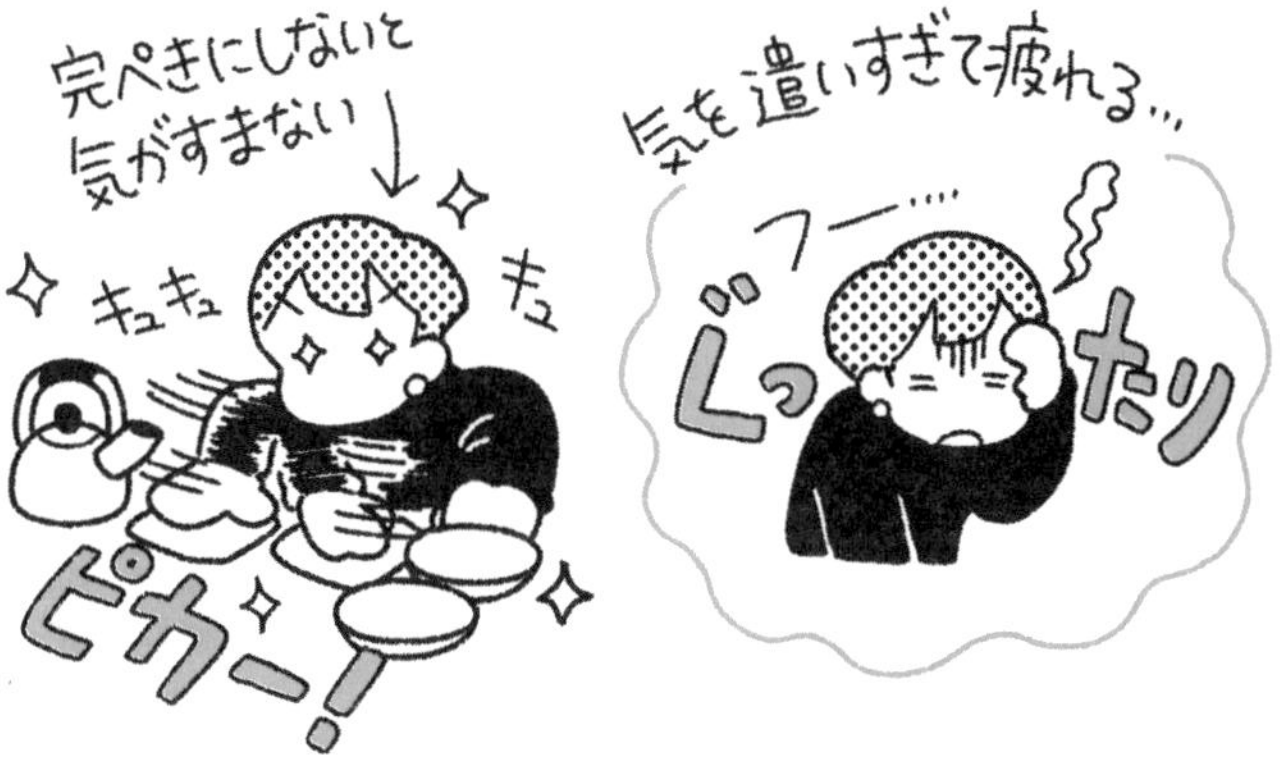
完ぺきにしないと気がすまない
キュキュ
キュ
ピカー！
気を遣いすぎて疲れる…
フー…
ぐったり

スキーマ療法ではそんなスキーマを探り、さらにその行動をどう扱えばいいのかを学んでいきます。**「自分はダメ人間だ！」と責めてしまう場合には、「それ以上言ったら許さないぞ！」というお助けマンを心の中に育てていくような感じ**。こうしてスキーマの扱いかたを身につけることで、結果的にストレスがたまりづらくなったり、生きづらさを手放せたりするわけですね。「こういう性格だから」と諦めていることも、スキーマ療法で打開の糸口が見つかるかもしれません。

4 マイナス思考にはパターンがある

ネガティブ状態に陥るときの思考8パターン

心が疲れていると、どうしてもネガティブな考えかたにとらわれてしまいがちですよね。実はそのマイナス思考には、パターンがあるといわれています。

▼**全か無か思考**……何につけても「0か100か」という極端な見かたをする

▼**一般化しすぎ**……少しよくないことがあると、「いつもこうだ」「うまくいった試しがない」と、すべてが同じ結果になると決めつける

▼**マイナス化思考**……よいことを無視して、何でも悪い意味にすり替える

▼**結論の飛躍**……たしかな理由もないのに深読みをしてしまい、否定的な結論に結

マイナス思考のパターン化

一般化しすぎ

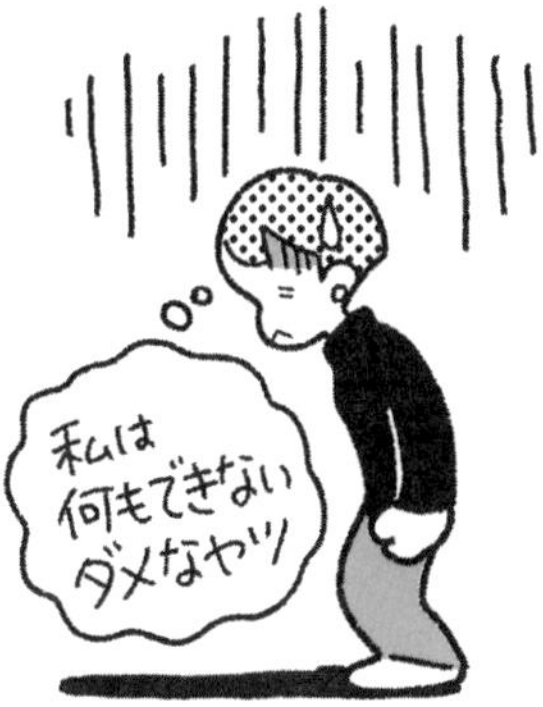
私は
何もできない
ダメなヤツ

仕事でミスをして怒られた

自己関連づけ

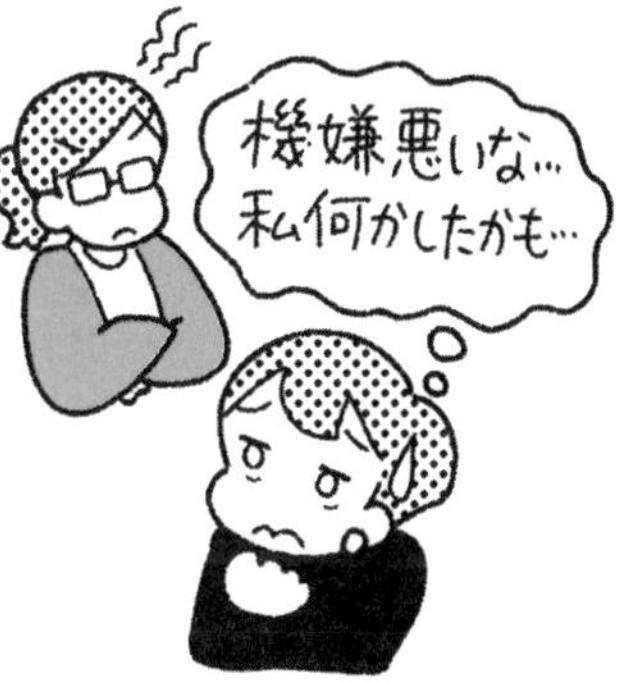
機嫌悪いな…
私何かしたかも…

誰かの機嫌が悪い

びつける

▼**拡大解釈・過小評価**……自分の短所や失敗を大げさにとらえ、長所や成功を過小評価する

▼**感情的な決めつけ**……そのときの感情にもとづいて、現実を判断する

▼**すべき思考**……何事も「～すべき」「～すべきでない」と考える

▼**自己関連づけ**……何でもかんでも「自分に関係がある」「自分のせいだ」と考えて、自分を責める

マイナス思考に陥っているなと思ったら、ぜひ思い出してみてください。

5

「うつ状態から抜け出さなきゃ！」と思わなくていい

答えを求めるほどつらくなる

パニック症になると、「うつ」の症状が出ることもあります。

私も、とりわけ発症当初には強いうつ症状を体験しました。ポジティブなことが1ミリも浮かばず、「人生終わりだ」と心底思ったのです。

その頃のことは、なぜかモノクロで脳内再生されます。きっとそれが当時の心象風景なのでしょう。

パニック症の回復とともにうつ症状はなくなったものの、いまでもそれなりのバイオリズムはあります。例えば、月経時はやる気がなくなったり、涙もろくなったり。

うつ状態のときの感覚はすべて幻だった

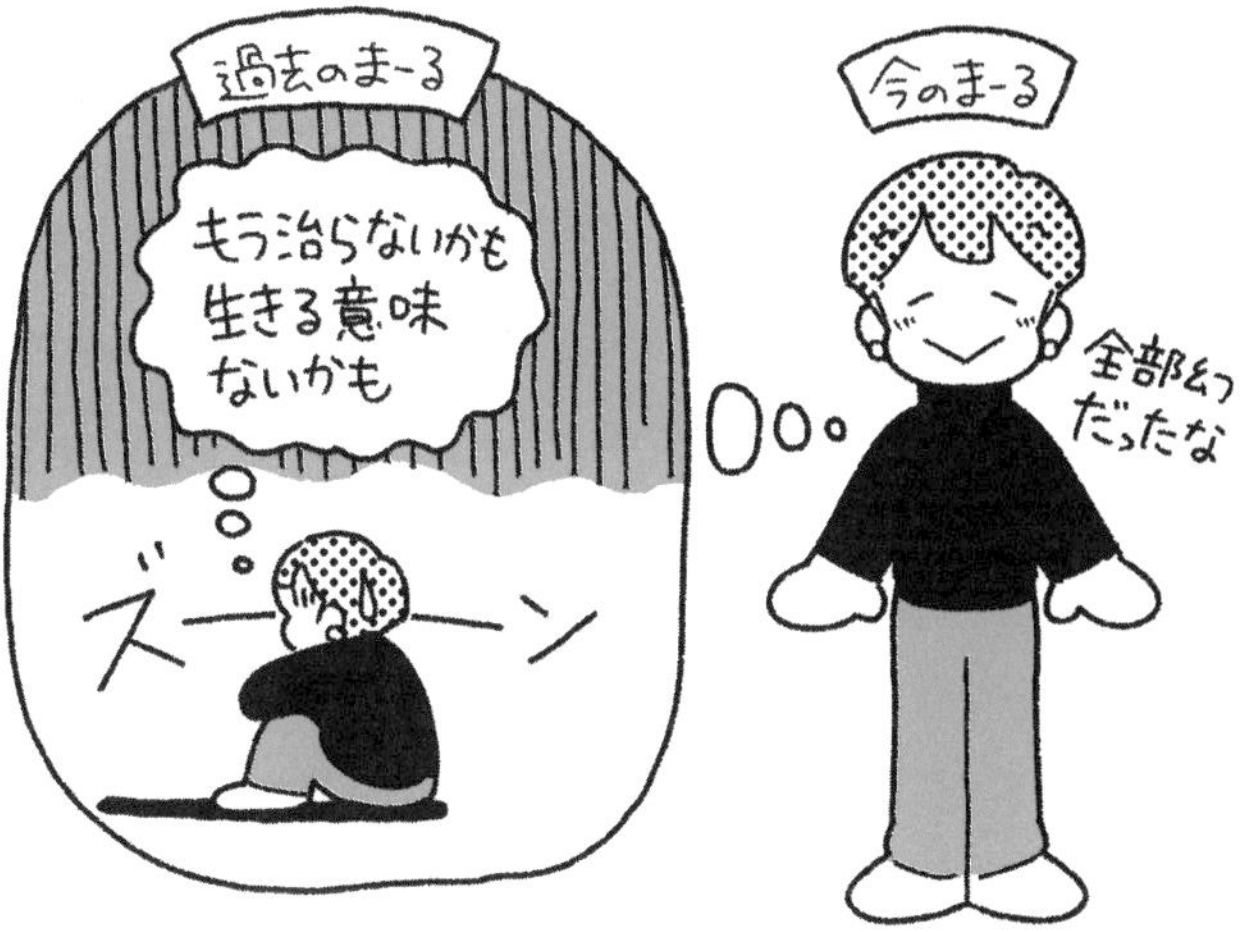
過去のまーる
もう治らないかも
生きる意味
ないかも
ズーーン
今のまーる
全部幻
だったな

実際のところ、とくに女性はホルモンバランスの影響で気分の浮き沈みを感じることも少なくないようです。

あの頃「もう治らないかもしれない」「このままじゃ生きる意味がない」などと考えたりもしましたが、**いま振り返るとすべてが幻《まぼろし》でした。**うつのときに考えたことで、現実になった例は思えば1つもありません。うつ症状は、渦巻く疑問に答えを求めず、**ただできるだけゆっくり休むことに注力**すれば、がんばって何かをしなくても引いていくものなのかなと思います。

6

瞑想で体の感覚に意識を向けよう

リラックスできて、呼吸の練習にもなる

瞑想やマインドフルネスは、おすすめ中のおすすめです。**リラックスできたり、幸せホルモンと呼ばれるセロトニンが分泌されたりと、よい効果が科学的にもたくさん立証されています**。

ここで、私が当時気に入って続けていた瞑想のやりかたをご紹介します。ちょっと独特ですが、腹式呼吸の練習にもうってつけの方法で、とても落ち着けます。

瞑想にもいろいろなやりかたがありますが、**どんなかたちであれ、毎日5〜10分続ければ効果がある**そうですよ。ぜひぜひ。

瞑想の進めかた

1

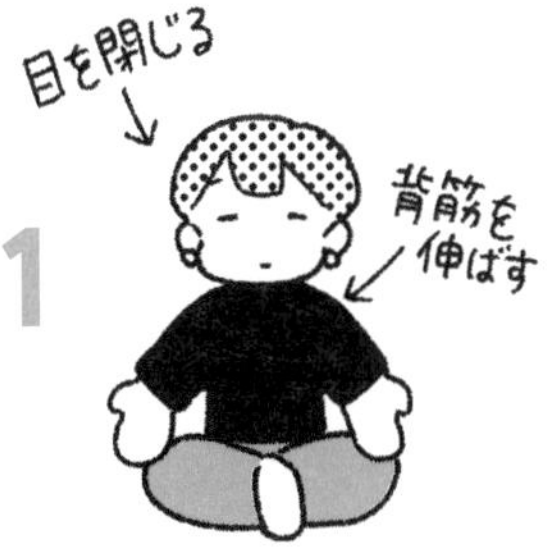
目を閉じる
背筋を伸ばす

あぐらで座り背筋を伸ばす。肩の力を抜き、手は太ももに置いて目を閉じる。

2

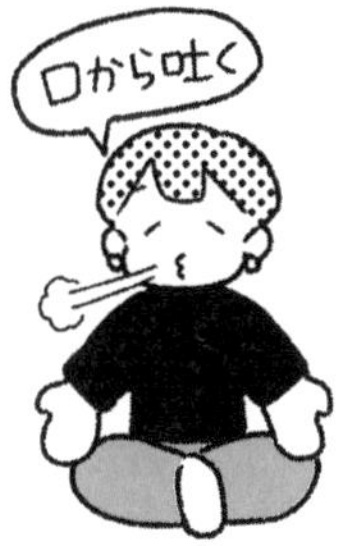
口から吐く

お腹の空気を口からゆっくり吐ききる。

3

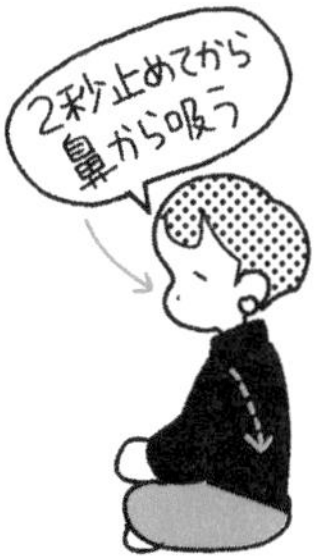
2秒止めてから鼻から吸う

呼吸を2秒止めて鼻から吸い込む。お腹にじわじわと空気がたまるイメージ。

4

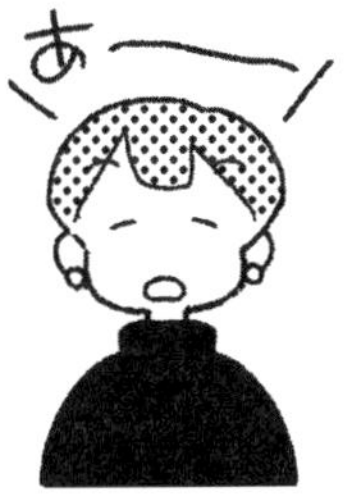
あーー

呼吸を2秒止め、自然なトーンで「あー」と長く声を出しつつ息を吐く。

5

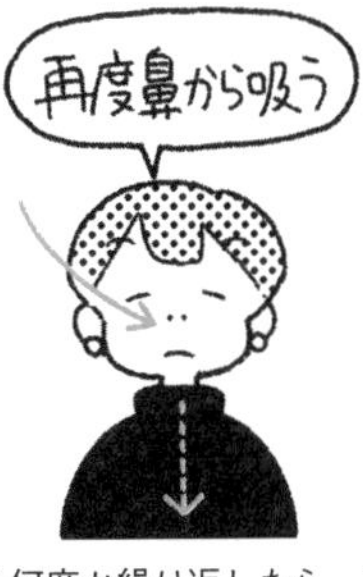
再度鼻から吸う

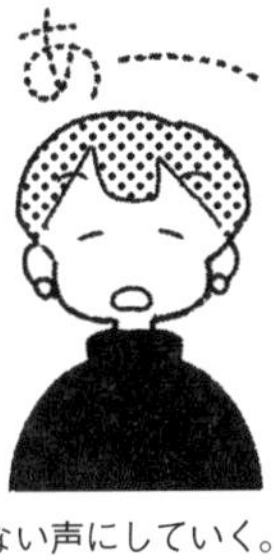
あー……

3～4を何度か繰り返したら、息を止めずに「あー」の呼吸を続ける。次第に声にならない声にしていく。ゆっくりと目を開けて、足をもみほぐして終了。

7

自然に触れると自分のちっぽけさに気づける

ふくれ上がった自我が等身大に戻っていく

木々に囲まれたり海を眺めたりしていると、心がじんわり落ち着いてくる気がしませんか？　私も当時、緑の多い公園へ散歩に行ったり、車チャレンジを兼ねて海を見に行ったりしましたが、いまでもよく自然を見に出かけます。好きなんです。

自然に触れることもまた、よい効果がたくさんあるといわれていますね。自然を感じながら20分ほど歩いたり、たたずんだりすると、それだけで免疫力が上がったり、ストレスが軽減されたりするのだそうです。

私の場合は、大きな自然に包まれると等身大の自分に戻れる感じもします。

自分の余裕のなさに気づける

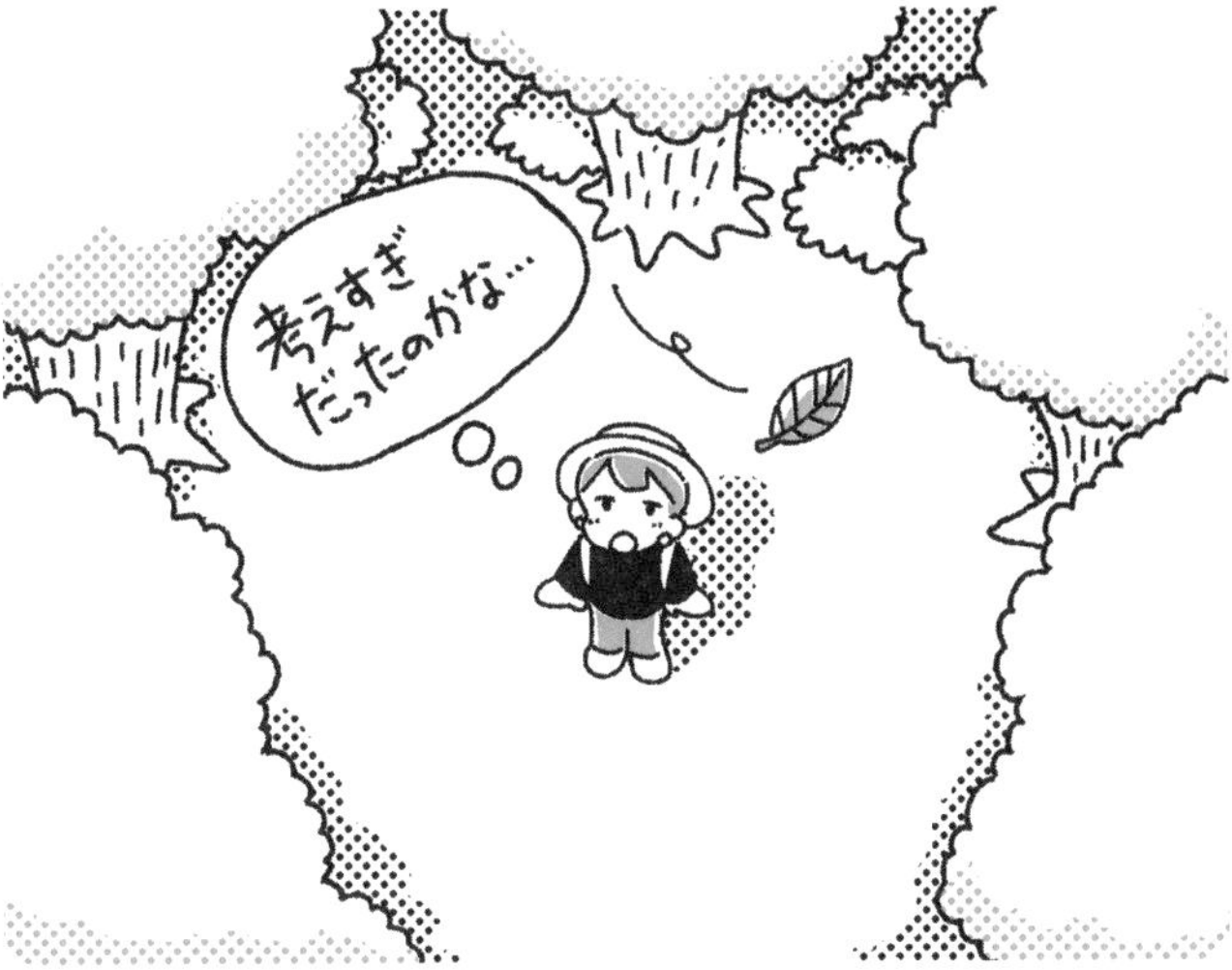

心が沈んでいるとき、思考がどうしても自分のことだけに集中してしまって、自我がふくれ上がる感覚があります。そういったときに大自然に身を置いてみると、それが**ちょうどいいサイズに戻る**気がするのです。

自分の存在をちっぽけに感じて、**「考えすぎだったかな」「もっと気楽でいいのかも」**と思えたりもして。

身近なところだと、お寺の庭園もいいですよね。日常にはない静けさとともに、「包まれる」感覚を味わえます。つくづく自然は偉大です。

COLUMN 6

「未来の自分に『ありがとう』といってもらえたら」という願いが背中を押してくれた

認知行動療法は大変です。とくに最初は「なんでこんなにがんばらないといけないの?」と不満を抱くこともしばしば。私の場合、ほとんどマニュアル本とケンカしながら進めていたみたいな感じでした。

そんなときに、こんな一文と出会いました。

“私たちが誕生して死を迎えるまでに
できることはすべて、行動することである。”

――――『グラッサー博士の選択理論』より

これが妙に胸に刺さったのです。「行動が人生を作っていくのか」と。ふと1年後を想像してみました。そこに「一歩が踏み出せずにいた1年」と「失敗しつつも何かをやってきた1年」が待っているとして、後者だったらきっと1年前の自分に「ありがとう」と言うだろうと思いました。「そのときは自分のことも好きになれそうだ。よし、がんばってみよう」と思えたのです。そういった意味では、自分に感謝するために続けた認知行動療法でもあったかもしれません。いまは、自分のことが前よりずっと好きです。

| PART |

6

まーるの お悩み相談室

お悩み

Q

呼吸法をすると意識しすぎて過呼吸になります。発作のときに呼吸法なんてできません……。

A

発作のときこそ呼吸法練習のチャンス！

たしかに、呼吸を意識するとかえって過呼吸になってしまう感覚はありますよね。でも、その実態は、呼吸を意識するから過呼吸になったというよりも、「呼吸を意識することで、すでに過呼吸になっていることに気づいた」というほうが近いのではないかと思うのです。

そうだとすれば、そういうときこそ呼吸法をやるべきタイミングであるといえます。

過呼吸のときに呼吸法をやるのは本当に大変ですが（「呼吸どころじゃない！」となってしまいますよね）、大丈夫です。練習を続けると、発作のときにもちゃんとスムーズにできるようになってきます。息苦しさを感じたときこそ、「いまだ！」とばかりに積極的に練習してみてください。

最初は、ただ秒数をカウントすることだけに集中するといいですよ。

それから、たとえ呼吸法がうまくいかなくても、発作は自然に収束するのだということも忘れないでくださいね。

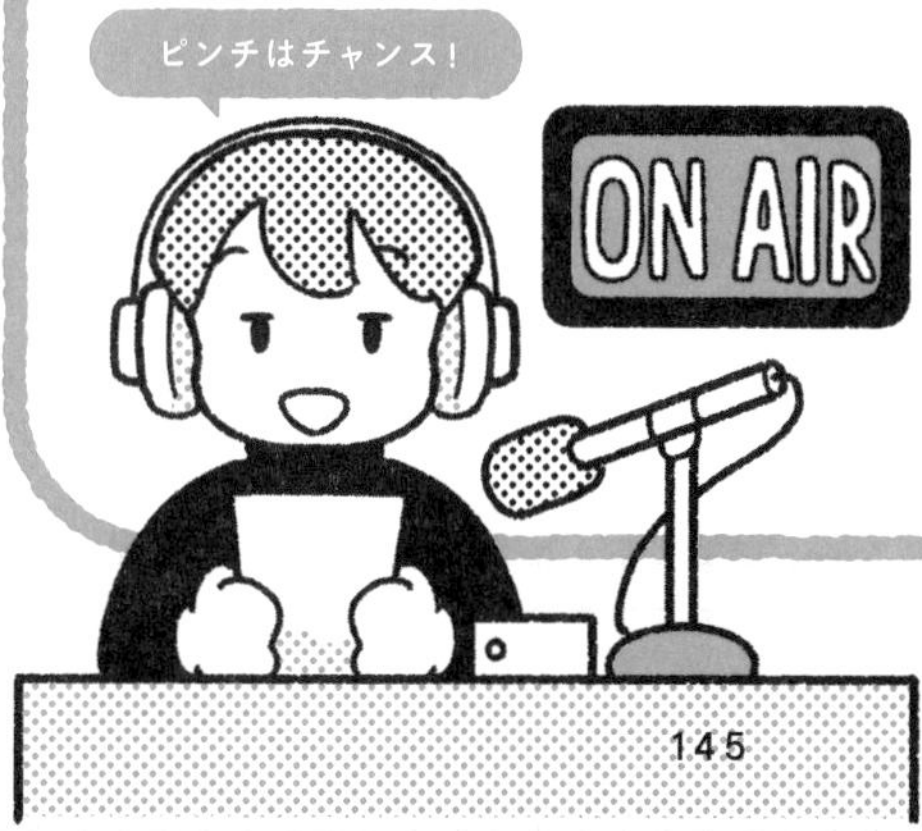
ピンチはチャンス！
ON AIR

お悩み

Q

情報があふれすぎていて、結局何をすればいいのかわかりません……。

A

情報は足し算でなく引き算で考えよう

私が回復に向かっていくなかで、よく感じていたキーワードのようなものがあります。それは「無意識に気づく」ということ。

ストレスにしろ、過呼吸にしろ、スキーマにしろ、ほとんどが無意識下にあるのだということに、発症して初めて気づきました。同時に、それらに対処する力もまた、無意識だっただけですでにちゃんと備わっていることを知りました（呼吸を整える力や、ストレスをためない選択をする力など）。

そういう意味では、回復は足し算より引き算だったといえます。足りないものを補うというより、「私でも案外やれるぞ」ということに気づいた感じ。とくに何かをたくさん摂取する必要はありませんでした。

というわけで、「あれこれやりすぎない」というのがけっこう大切な気がしています。それには情報をある程度セーブするのも手ですよね。とりわけ弱っているときには、「インターネットはかわいい動物や〝推し〟の動画などで癒されるためのもの」くらいにとらえてちょうどいいのかもしれません。

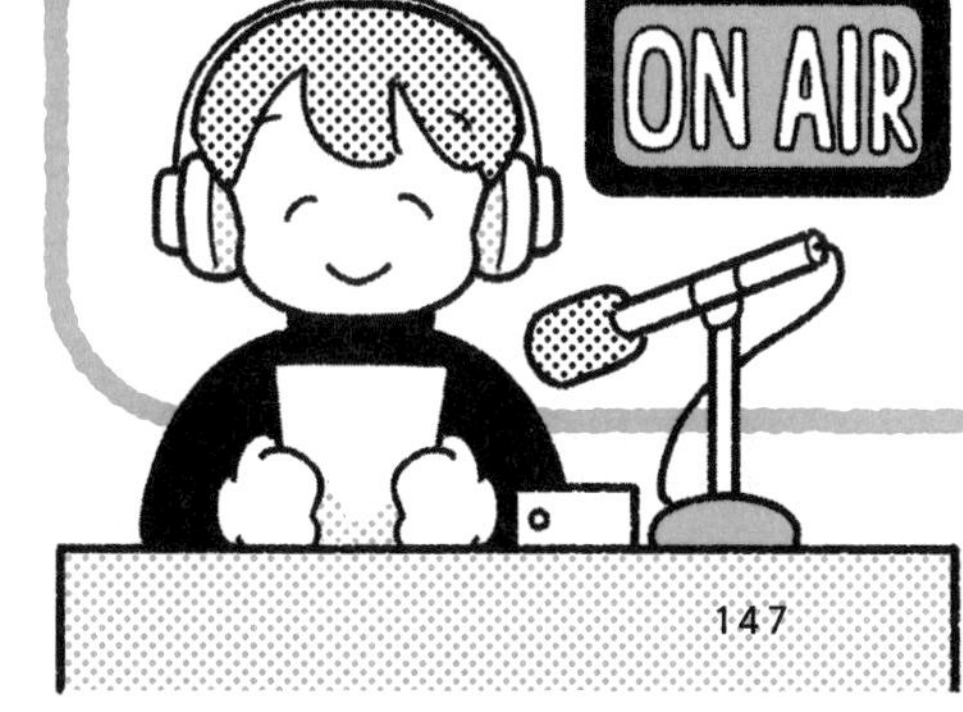
ネット検索は、やりすぎ注意
ON AIR

お悩み

Q

「とにかく怖い」としか考えられず
いったい何が怖いのかわかりません！

A

あなたが安心するのは
どういうとき？

何が不安なのかをうまく言葉にできないときには、逆に「どういうときなら安心なのか」と考えてみることがヒントになります。逆転の発想です。
例えば「家から離れるのが怖い」というとき、反対に「なぜ家だと安心なのか」

を考えてみるのです。「家だったらもし発作が起きても人目を気にせず寝転んだりできるから」といった理由が思い浮かぶかもしれません。

そうすると、さらにそれをひっくり返せば不安の理由が見えてきます。この場合は、つまり「外で発作が起こると、人目が気になって寝転んだりできないから不安」ということになりますよね。

そこまでわかれば、認知再構成法（→P114）で思考の置き換えも進めていくことができます。「発作は寝転んで安静にしないと収束しないわけではない」「他人はそこまで自分に注目していない」というような感じです。

スキーマ探しのコツは「慣れ」だと思います。私自身、何かにつけ「なぜそう感じるんだろう」と自問するのが、もはやクセのようになっています。

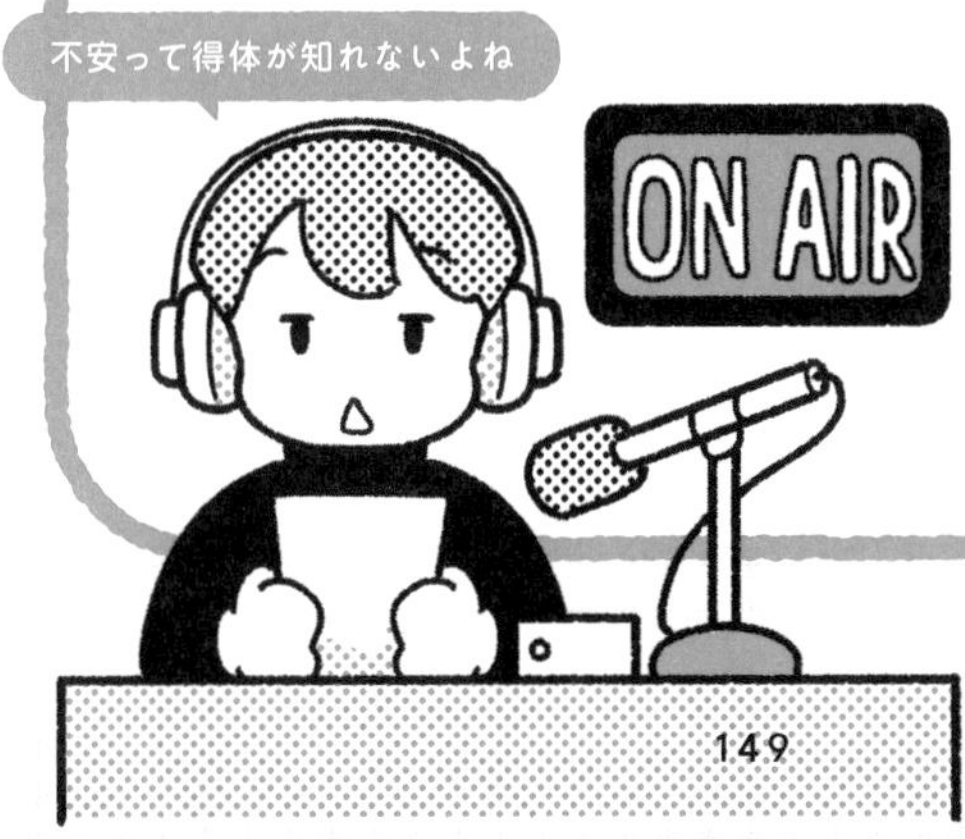
不安って得体が知れないよね
ON AIR

お悩み

Q

一度乗りきれたのに、また同じことで不安になります。

A

不安が何度も出るのは普通のこと。何でも1回でできる人はいない

ちなみに、私は「予期不安が出なくなったな」と感じるまでに2年近くかかりました。そのあいだ、同じことで不安になることも、もちろん何度もありました。

きっと、回復ってそういうものなのだろうと思います。一度のチャレンジで

すっかり治ってしまうなんて、逆にあまり想像がつきません。

考えてみれば、九九にしたって英単語にしたって、何度も繰り返し復唱して覚えてきたと思うのです。スポーツも仕事も、やはり1回で完ぺきにできるようにはならない。

結局のところ人間って、望むと望まざるとにかかわらず、どうしたってマイペースに歩んでいくものなのかもしれないですね。

何度も不安や恐怖と向き合うのは、決して簡単なことではありません。それを地道に続けている時点で、十分、誇っていいことなのだと思います。

むしろ「よくがんばってるぞ、私」と自分をいたわってあげてください。

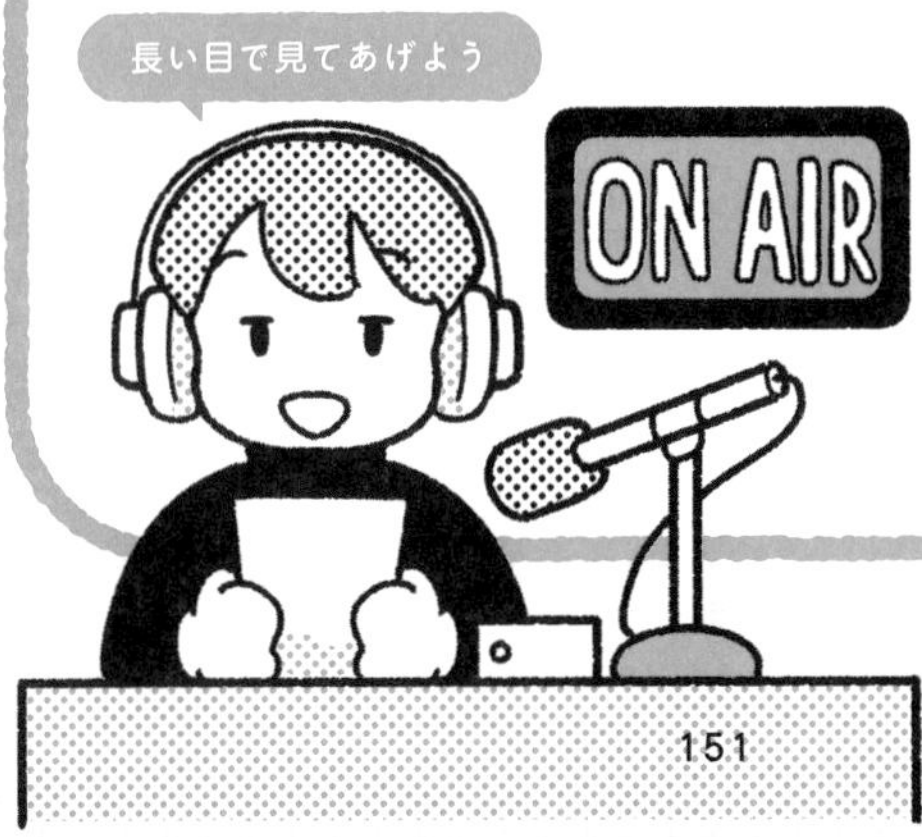
長い目で見てあげよう
ON AIR

お悩み

Q

不安になること自体がもう不安です。不安を感じた段階で焦ってしまいます……。

A

不安が一切ないことが「回復」ということではない

「不安が不安」という感覚、よくわかります。きっと、不安が発作のトリガーだというスキーマがあるのだと思います。私もそういう時期がありました。

不安が発作を引き起こすのだと思っていると、「不安になっちゃいけない」という自動思考が出てきてしまいます。そうなると、不安を感じた段階で「発作になる！」と焦ってしまいますよね。

でも、発作の引き金になっているのは過呼吸です。どれだけ不安になったとしても、呼吸さえコントロールできれば発作は収束するはずです。

そのことが曝露療法（↓P78）や認知再構成法（↓P114）で実感できるようになると、「不安になっても大丈夫」というスキーマに変わっていくだろうと思います。

そもそも、不安や恐怖は誰にでもある普通の感情ですから、感じたっていいのです。

「不安が出ない＝回復」ということなら、私たちはみんなサイボーグにならなくてはいけません。それって、やっぱり変ですもんね。

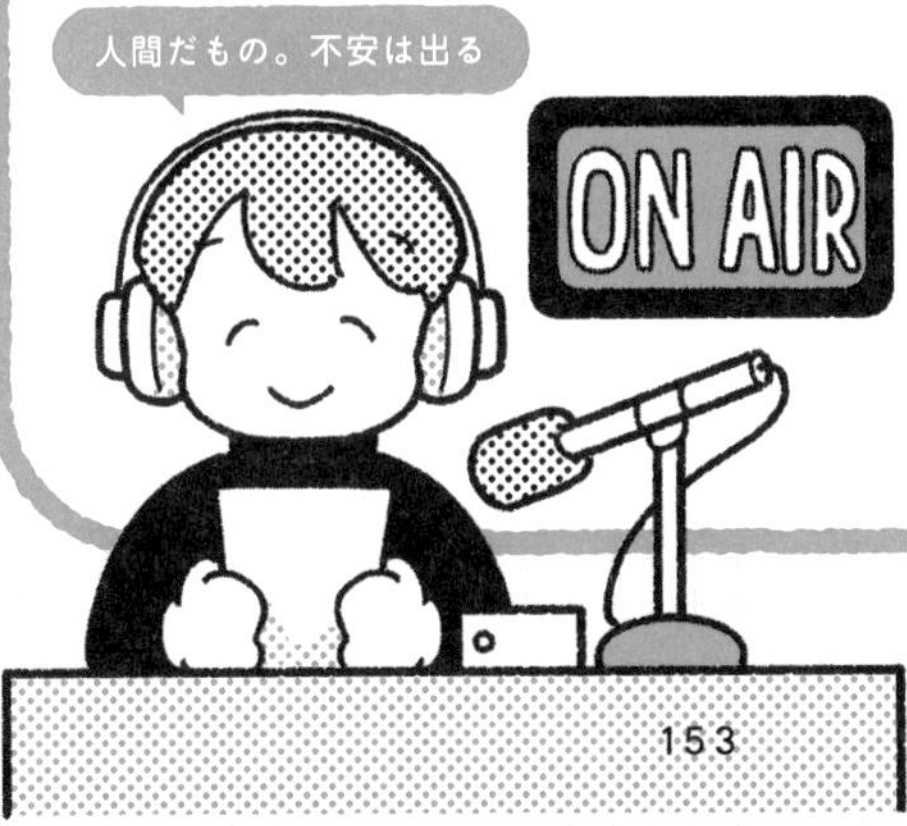
人間だもの。不安は出る
ON AIR

お悩み

Q

パニック症のことをわかってもらえなくてつらいです。わかってもらいたいです……。

A

共感を得ようとしたらたいてい落ち込む

パニック症は、経験のない人にはなかなか理解してもらえないものです。

でも、わかってもらうことがどれぐらい「回復」にとって必要なことなのかを考えたとき、少なくとも、共感は回復のための優先事項ではないような気もします。

ちなみに私は「わかってもらえなくてもいいです。こちらはこちらで勝手に回復しますから」と思っていました。

共感するのが相手の勝手なら、回復するのもこちらの勝手だと考えたのです。ちょっとあまのじゃくですかね。

でもこれは、アドラー心理学や選択理論心理学の影響だったりもします。アドラー心理学に「他人は変えられない」という考えかたがあります。いくら相手に変わってほしいと願っても、相手が変わるときは、あくまでも相手が「変わろう」と思ったときです。他人はコントロールできません。

そう考えてみると、わかってもらうことは、実はなかなかの難題なのです。もしかすると、回復より難しいことなのかもしれません。

次のページに続く

パニック症の不安や怖さは理屈では語れない

とはいっても、わかってもらえないことが続くと、やっぱり悲しいですよね。疾患を経験したことのない人からすれば、「なぜこんなことが怖いんだ」「気合いが足りないんじゃないか」などと感じたりもするのでしょう。

でも、パニック症の不安や恐怖はそういうことではありません。

たしかに、電車も人混みも不安を感じるようなことではないですが、それでも恐怖が理屈を上回ってしまうのが不安症です。頭ではわかっているのだけれど、心がなかなか追いついてこないという感じ。

周囲の人には、せめてそういう感覚だけでも理解してもらえるとうれしいなと思います。

わかってもらうために心をすり減らすのではなく自分をいたわることに目を向ける

一方で、これは自分に対しても同じことがいえるのではないでしょうか。

「なぜこんなこともできないの？」「私が弱いから悪いんだ」などと自分を責めてしまうことは少なくないと思うのです。

誰かにわかってもらえたらうれしいのと同じように、自分で自分のつらさを理解してあげられたら、心もずいぶん楽になる気がします。

まずは自分が先頭に立って、自分をいたわってあげるというのも、けっこう大切なことなのかなと思っています。

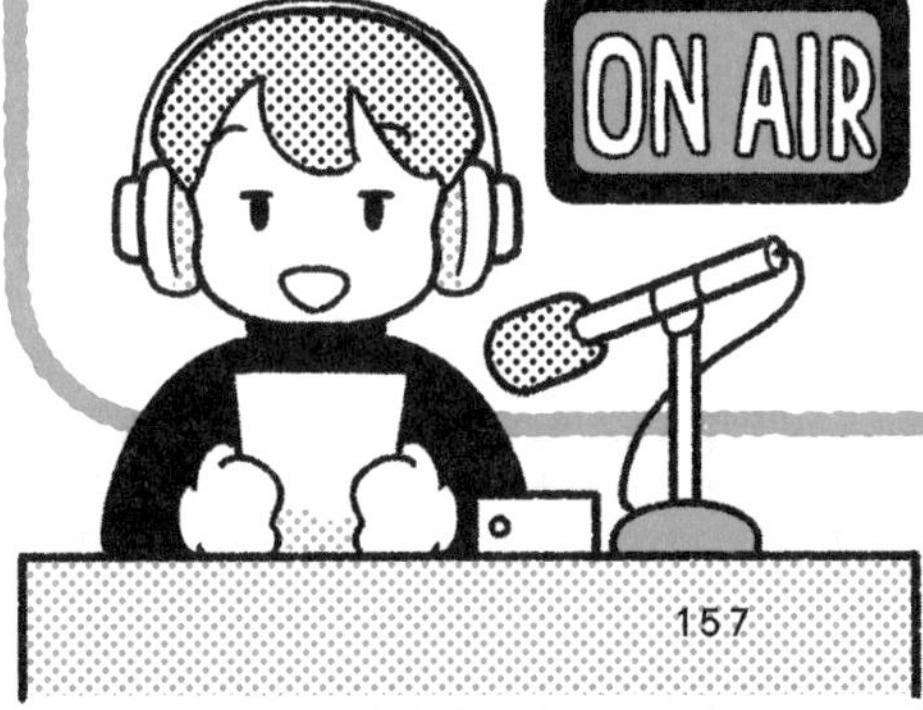
まずは自分第一でいこう
ON AIR

お悩み

Q

しばらく発作は出ていなかったのに数カ月ぶりに出てしまいました……。

A

風邪は何度でも引くし、お腹は何度でも痛くなる

パニック発作は、風邪と同じようなものだと思うのです。風邪はウイルスを撃退するための防衛反応ですから、大切な機能という点では本当に同じです。

久しぶりに発作が出たとき、「まだ治ってなかったのか」と落ち込む人は少な

くありません。でも、久しぶりに風邪を引いて「まだ治ってなかったのか」と考える人はいませんよね。だって、なんだかちぐはぐです。

何がいいたいかというと、、つまり発作が出なくなることが治ることではないということです。何度も風邪を引くように、発作だってまた出ることはあるはずなのです。発作は、体や心にストレスがうんとたまれば、いつでも誰でも起こす可能性のあるものですから。

私自身も、「今後一切発作を起こさない」とは言いきれないと思っています。そのときはきっと、かなりストレスがたまったときでしょう。

ともあれ、発作はそういうもの。だから落ち込まなくて大丈夫。引き続き認知行動療法やストレス対策を続けて、発作の頻度をもっともっと減らしていきましょう。

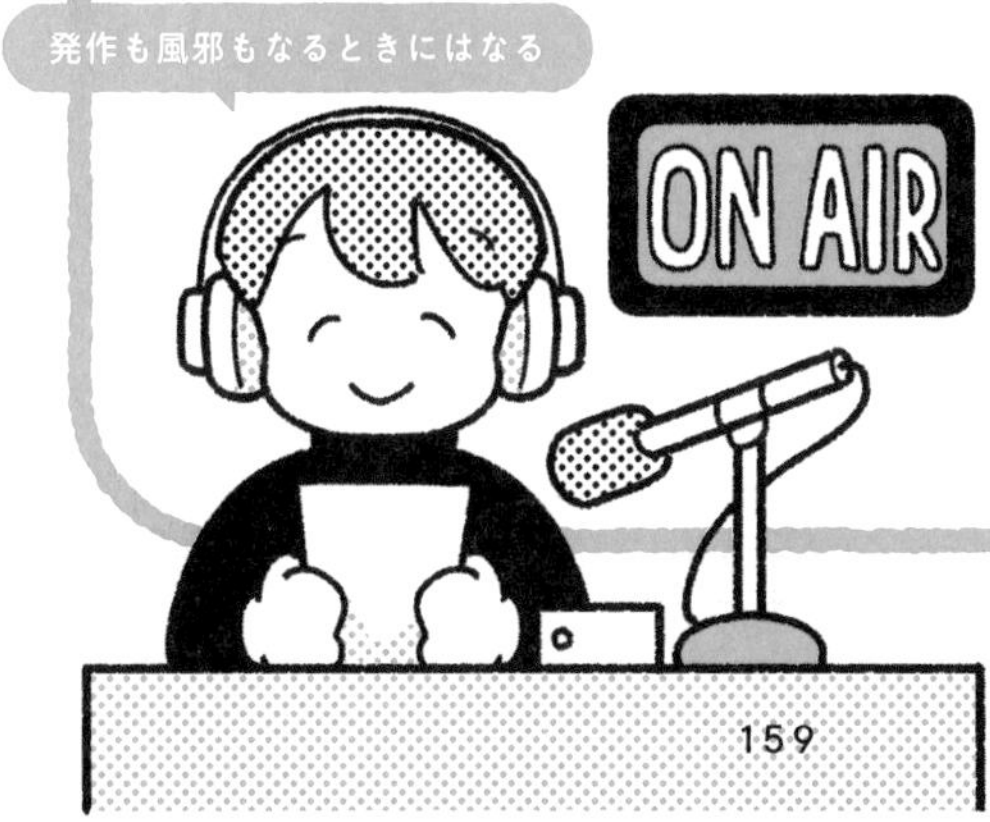
発作も風邪もなるときにはなる
ON AIR

お悩み

Q

頓服薬を飲んだことを後悔しています……。

A

薬を飲まなくなる＝治療のゴールではない

頓服薬を飲んで後悔してしまう気持ち、わかる気がします。でもそれって後悔するほど悪いことなのでしょうか。風邪薬や頭痛薬を飲むのとどう違うかといわれると、さして変わらないような気もしなくはありません。

もしかすると、思いのほか根性論にとらわれている可能性も。「薬に頼る私は弱いのだ」と思っていませんか？（実際は弱いなんてことないですよ）。だとしたら、これもまたスキーマです。認知再構成法を試してみてください。

たしかに曝露療法を実践するときには、できるだけ頓服薬を持ち歩いたり使用したりしないほうがいいでしょう。そうかといって、生活のすべてを曝露療法だととらえる必要はありません。ストイックは禁物です。

朝から晩まで気を張っていたら、きっと治療のモチベーションも続きません。「こんなこともあるさ」「もう十分がんばっているよ」という気持ちを忘れずに、一歩一歩、進めていきましょう。

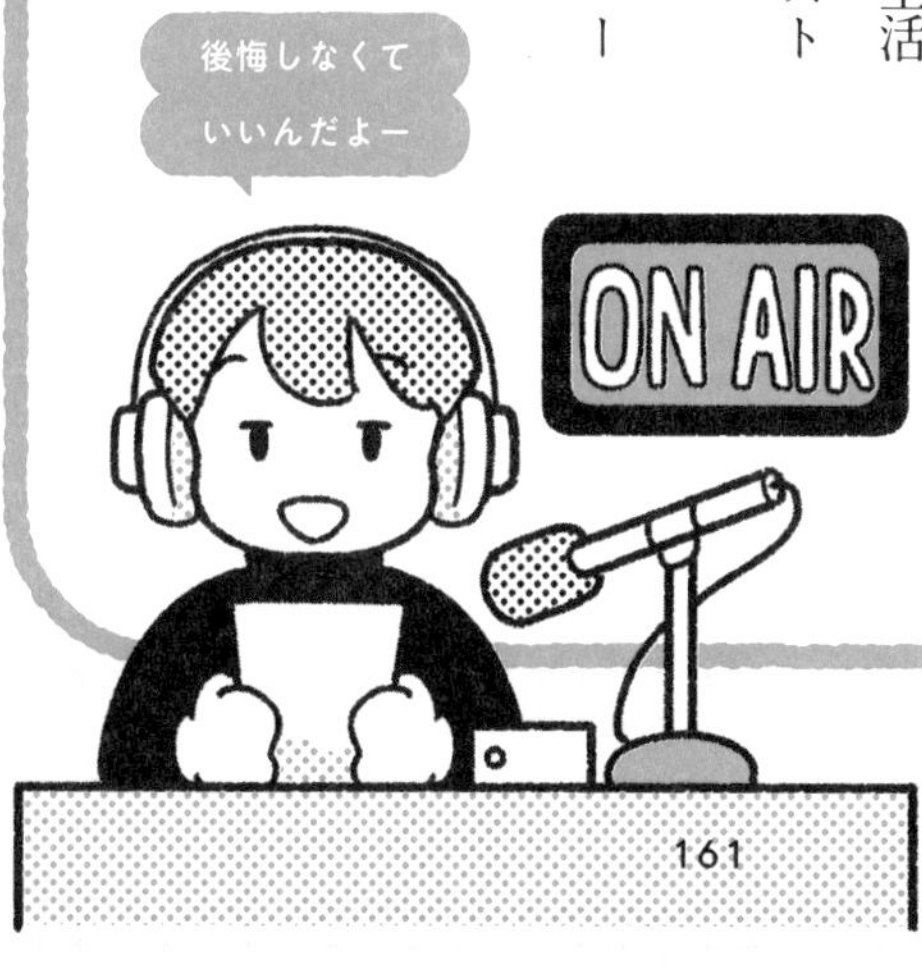
後悔しなくていいんだよー
ON AIR

お悩み

Q

曝露療法で目標を達成したのに「成功した！」と喜ぶことができません。

A

誰がなんといおうと、自分がどう感じようと、成功したことは事実

ちょっとでも予期不安や発作が出ると「失敗だ」と思ってしまいますよね。でも、不安や発作が起きないことが、曝露療法の成功ではありません。

曝露の目的は、「自分には対処する能力があるんだ」「発作は恐れるほどのこ

とではないんだ」という実感を得ること。いずれも、実際に不安や発作を体感しなければ達成できません。

ドラクエの話を思い出してください。不安や発作はモンスターです。経験値を集めてレベルアップするために、必ず対峙する必要があるものです。つまり、もしもチャレンジをするときに不安や発作が出なかったとしたら、それは曝露療法になっていないということなのです。

不安や恐怖の中で目的を達成できたら、大、大、大成功ですよ。ぜひ102ページのスタンプカードを使ってみてください。目的達成ごとにスタンプを押すんです。「不安や発作をそのまま感じることができたぞ」というのを成功としてもいいですね。可視化して眺めてみると、成功の実感もふつふつとわいてくるかもしれません。

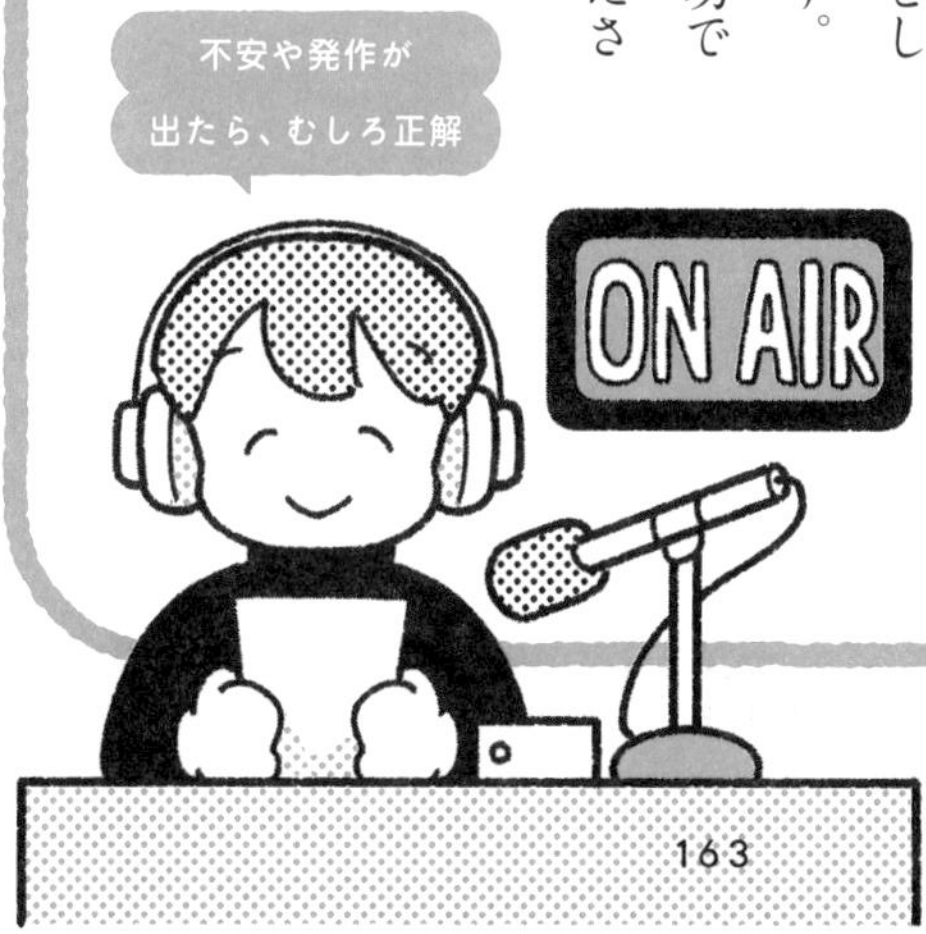
不安や発作が
出たら、むしろ正解
ON AIR

お悩み

Q

ふとしたことで予期不安が出てしまい認知行動療法もどこから手をつけたらいいのかわかりません……。

A

お風呂に入る。それも立派な認知行動療法

認知行動療法は、曝露療法だの認知再構成法だの、何かと名前がものものしいこともあり、厳格なルールにのっとって、きっちり進めないといけないような感じがします。けれど、これまでの話からも感じていただけたと思うのですが、実際にやることはそれほど複雑ではありません。基本的には「苦手を知り、いまできることから直面し、気をそらさない」ということに尽きます。そう考えると、明日からでもできることがありそうな気がしませんか？

不安階層表（↓P78）のところでもお話ししたように、自分が少しでも不安を感じることであれば、何でも認知行動療法になります。

朝起きて日光を浴びることでも、顔を洗うことでもかまいません。お風呂に入るのでも、ごはんを食べるのでもいいんです。思えば私は、「ベランダで足湯をする」というのが始まりだった気がします。

カチコチにならなくて大丈夫。私は「やってみてから考える」という、けっこうのんきな目標の決めかたでしたが、それでもちゃんと回復しましたから。

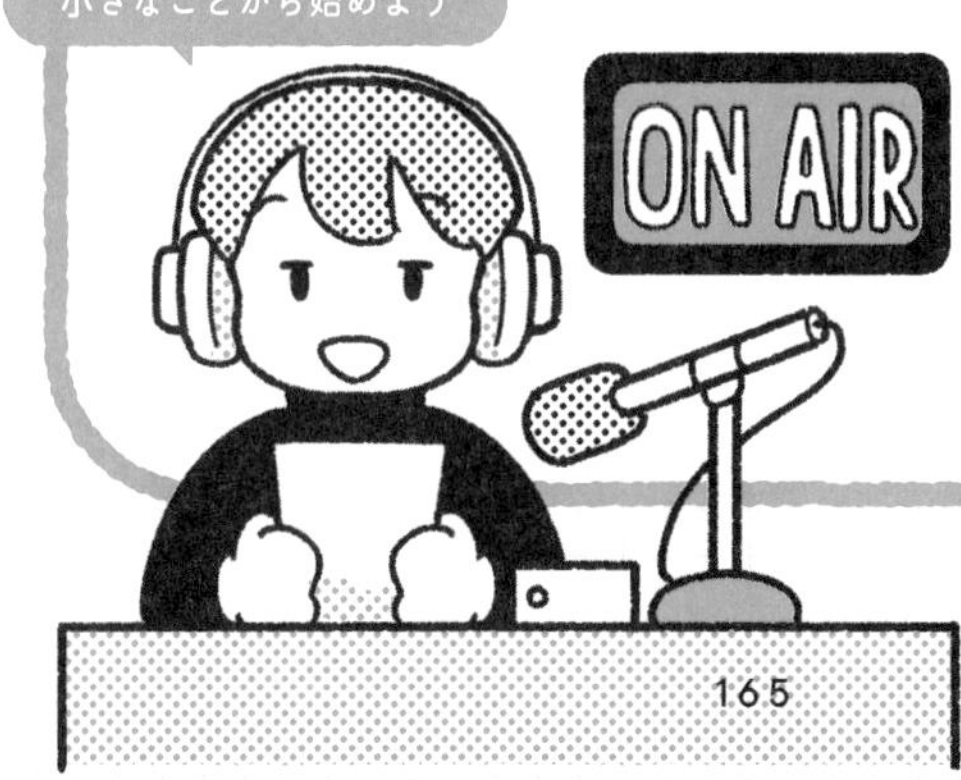
小さなことから始めよう
ON AIR

お悩み

Q

病院を受診したり、カウンセリングを受けたりしたほうがいいでしょうか？

A

専門医院はきちんと受診しよう

インターネットでたくさん情報を拾える時代ですが、よくわからないものも少なくないので、うのみにして自己判断するのは危険です。

まず、専門の医療機関を受診するようにしましょう。そして、実際に認知行動療法をやろうと思ったときには、先生にも「少しずつ取り組んでみるつもりだ」という話をするのが安心かなと思います（きっと応援してくれるはず）。

ただ、認知行動療法などの精神療法は、基本的に医師ではなく心理士さんが専門です。ですから、認知行動療法をやってほしい、的確なアドバイスがほしいという場合は、カウンセリングを受ける選択肢もあるでしょう。

カウンセラーさんを探すときには、実績面、サポート面からも臨床心理士さんが一番安心です。日本臨床心理士会の公式ホームページから探せますので、参考にしてみてください（日本臨床心理士会 公式HP http://www.jsccp.jp/near/）。

認知行動療法を独学でやるときは、この本もヒントにしてみてくださいね。

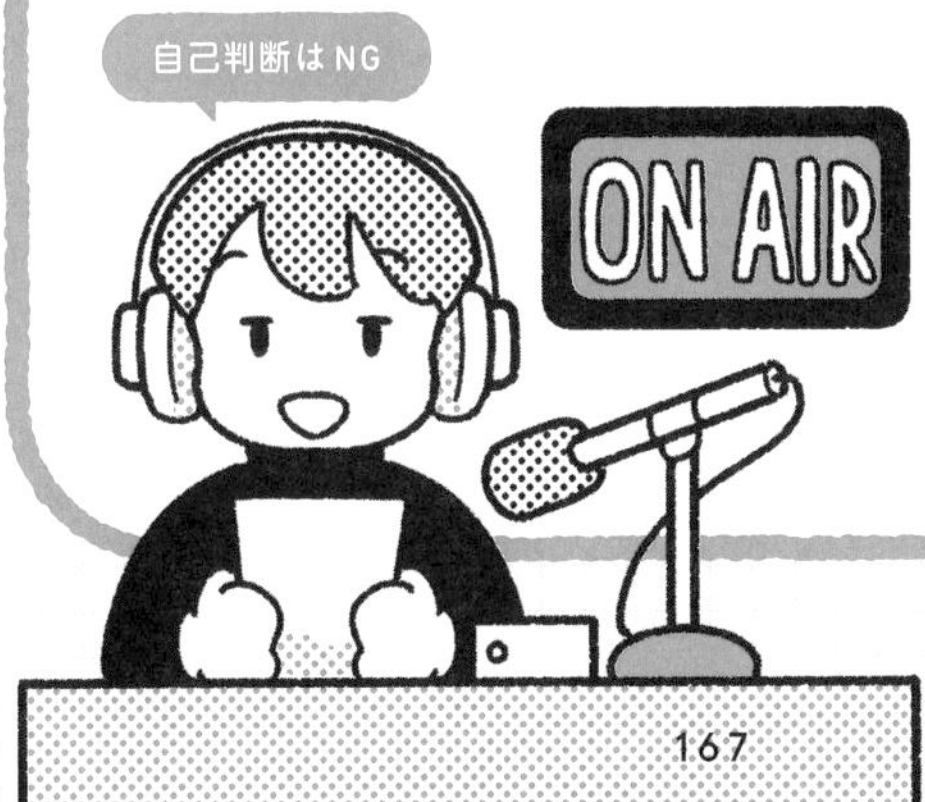
自己判断はNG
ON AIR

お悩み

Q

パニック症が治らなくてもいいから疾患とうまく付き合っていきたいです。

A

うまく付き合えるようになれば自然と治る

「疾患とうまく付き合う」というのをよく耳にするのですが、具体的にどういう状態なのかと考えてみると、個人的にはあまりピンとこないのです。

例えば、ときどき症状は出るけれど、それなりに対処することができて、日常生活にはほとんど影響がないという感じでしょうか。そうだとすれば、それってもう回復の一歩手前だと思います。実際、私が「回復したぞ」と感じる1年〜半年ほど前は、ちょうどそのような状態でした。

また、「発作が出ないようにしなきゃ」とか「体調不良をぜんぶ治さなきゃ」ということに一生懸命になるのをやめて、不安や発作を受け止めるということも「うまく付き合う」のイメージかもしれません。そうであれば、その過程はまさに認知行動療法です。

ですから、たぶん「うまく付き合う」にしても「治る」にしても、そのためにやれることは同じです。一番は、コツコツと認知行動療法を続けることなのかなと思います。きっと、「うまく付き合う」の延長線上に回復があるのです。

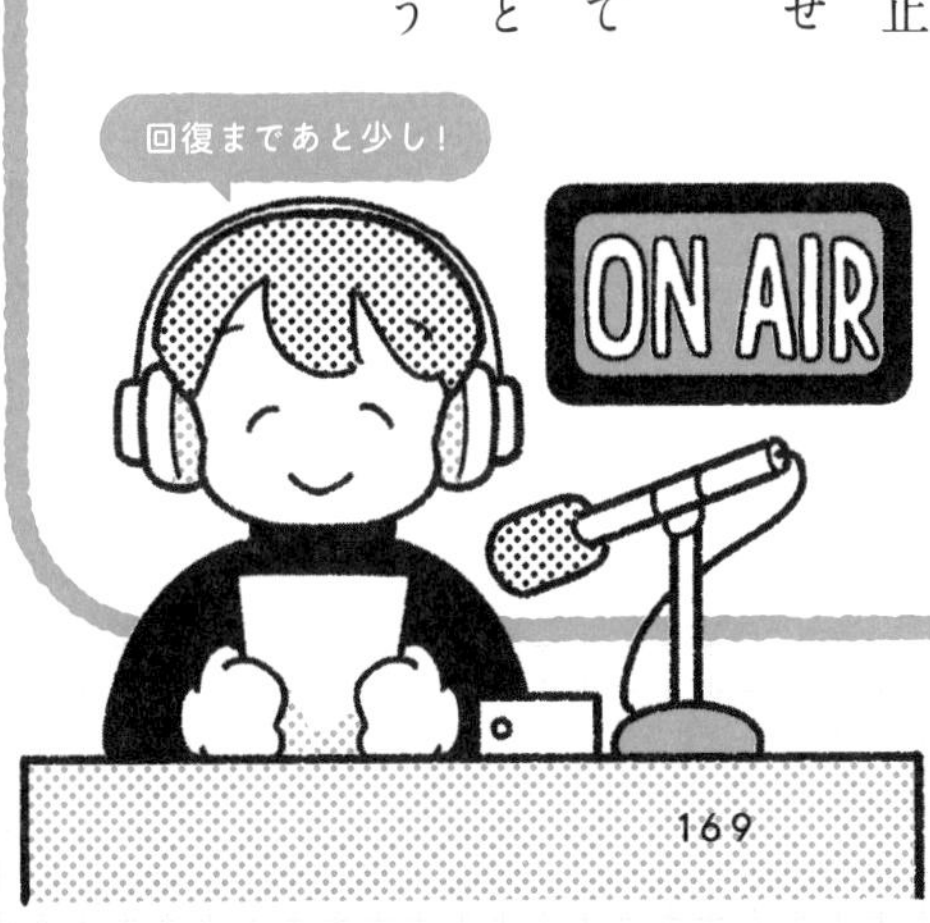
回復まであと少し！
ON AIR

お悩み

Q

何十年も疾患に苦しんでいます。それでも治りますか？

A

認知行動療法に年齢制限はなし。いつから始めてもOK

認知行動療法は、疾患の重症度、患っている期間、そのときの年齢に関係なく、同等の効果があるといわれています。

実際のところ、本当にそうだと思います。私が認知行動療法をやってみて、これはキーポイントだなと感じたのは「自信を取り戻すこと」でした。

呼吸法がうまくできるようになったとき、不安や発作が出ても目的地にたどり着けたとき、なんとか旅行から帰ってこられたとき、フルタイムで働けるようになったとき。何かを達成するにつれて、その都度少しずつ自信を取り戻している感覚がありました。その感覚を「自己効力感（自分でもできるという自信を持つこと）」といいます。実際その自己効力感が、回復に大きく寄与しているそうです。

自信を持つということでいえば、体力や俊敏さは関係ないですから、たしかに年齢制限などもなさそうですよね。

ですから「試しにちょっとやってみるか」くらいの気持ちで、ぜひ認知行動療法に踏み出してみてほしいなと思います。

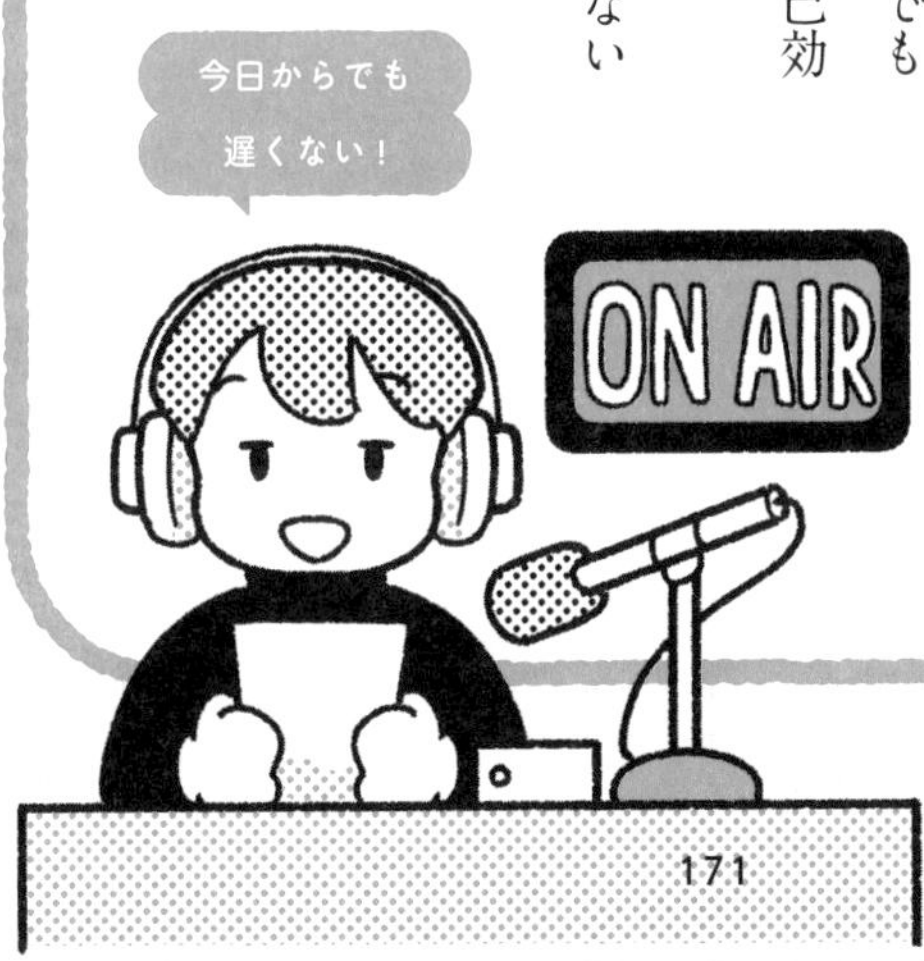
今日からでも
遅くない！
ON AIR

おわりに

読者の皆さん、まーるさんの貴重な体験談とアドバイスをお読みいただいて、いかがでしたでしょうか。

普段、パニック症をもつ方の心理療法に携わる私としては、当事者の方の苦労と回復までの道のりをリアルに知れる本として、とても有用だと感じました。パニック症にはさまざまな背景があり、回復においても、1つの技法だけではなく、さまざまな技法や工夫が必要になります。本書でも、まーるさんが、薬物療法、呼吸法、リラクセーション法、認知行動療法のさまざまな技法（曝露療法、認知再構成法、スキーマへの気づきなど）など、アプローチを上手に組み合わせて、徐々に回復されていった様子が具体的に示されています。

パニック症をお持ちの読者の方にとっても、パニック症をお持ちの方の治療や支援をする方にとっても、大いに参考になることでしょう。

まーるさんの体験からもおわかりいただけると思いますが、パニック症は適切に対応すれば回復することが十分に可能な疾患です。それにはまずパニック症のメカニズムを理解すること、どの症状に対してどのような技法をどのように用いればよいのかを知ること、そして実際に根気強く試してみることが不可欠です。多少時間がかかりますが、それをネガティブにとらえず、「時間をかけて、じっくりと、確実に回復していこう」と思ってもらえるとよいのではないかと思います。

そして、身につけたさまざまな技法を使い続けていただければ、再発せず、回復した状態を維持し続けることも十分可能です。この本を参考に、希望をもって、取り組んでみてください。

ただ1点だけ。まーるさんの体験は、あくまでもまーるさん個人の体験であり、パニック症の方々の回復の道のりはさまざまです。

例えば曝露療法1つとっても、まーるさんは一番不安の低い課題から取り組んでおられましたが、中程度の課題から取り組む場合もありますし、もっと不安の高い課題に最初からチャレンジする場合もあります。呼吸法も鼻から吐くのではなく、口から吐くほうが合っている人もいます。

ですので、本書に書いてある通りにやらなければならない、ということではなく、本書を参考にご自分なりのやりかたを見つけていただければ、と思います。そして心配な場合は、一人で取り組まず、主治医やカウンセラーのサポートを受けるようにしてください。

まーるさんからこの本の企画を教えてもらったとき、パニック症の理解と回復に役立つ当事者向けの書籍がほとんどないことに気がつきました。そういう意味でも、本書が出版される意義はとても大きいと思います。

本書が多くの方々の回復に役立つことを心から願います。

伊藤絵美

著　まーる

1980年代生まれ。上級心理カウンセラーの民間資格を保有。元映像制作・商業ライター。旅行好き。30代半ばでパニック症を発症するも、服薬・通院をせず認知行動療法によって回復。現在フルタイムで仕事をこなしながら、パニ抜け姉さんとしてブログ、SNSなどでパニック障害のケアについて情報を発信している。音声配信プラットフォームアプリ・stand.fmでは、パニック障害・不安障害・うつ症状の克服方法をとりとめなくおしゃべりするチャンネル「まーるのらじお」配信中。

監修　伊藤絵美　いとうえみ

慶應義塾大学大学院社会学研究科博士課程修了。博士（社会学）。公認心理師、臨床心理士、精神保健福祉士。洗足ストレスコーピング・サポートオフィス所長。著書に『セルフケアの道具箱』（晶文社）、『世界一隅々まで描いた認知行動療法・問題解決法の本』『世界一隅々まで描いた認知行動療法・認知再構成の本』（ともに遠見書房）、『自分でできるスキーマ療法ワークブック』（星和書店）などがある。

STAFF

装丁・本文デザイン／吉田香織（CAO）
取材協力／佐藤温夏
マンガ・イラスト／ホリグチイツ
校正／株式会社BALZ
編集協力／岡田直子（有限会社ヴュー企画）

パニぬけ

ザワザワする心、不安・パニックを手放す方法

著　者　まーる
監修者　伊藤絵美
発行者　池田士文
印刷所　萩原印刷株式会社
製本所　萩原印刷株式会社
発行所　株式会社池田書店
〒162-0851
東京都新宿区弁天町43番地
電話03-3267-6821（代）
FAX 03-3235-6672

落丁・乱丁はお取り替えいたします。

ISBN 978-4-262-16047-4

[本書内容に関するお問い合わせ]
書名、該当ページを明記の上、郵送、FAX、または当社ホームページお問い合わせフォームからお送りください。なお回答にはお時間がかかる場合がございます。電話によるお問い合わせはお受けしておりません。また本書内容以外のご質問などにもお答えできませんので、あらかじめご了承ください。本書のご感想についても、当社HPフォームよりお寄せください。
[お問い合わせ・ご感想フォーム]
当社ホームページから
https://www.ikedashoten.co.jp/

24007003